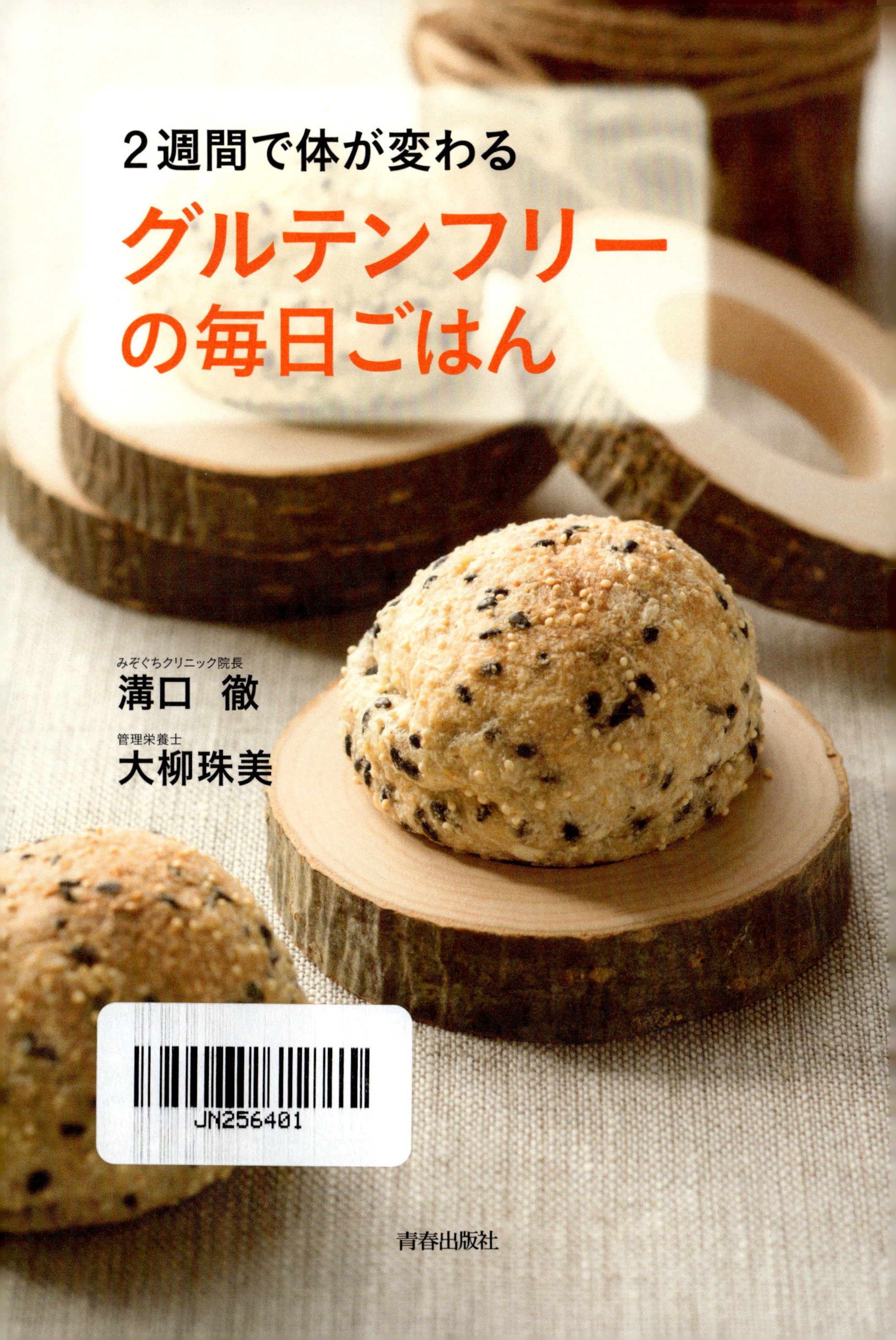

2週間で体が変わる

グルテンフリーの毎日ごはん

みぞぐちクリニック院長
溝口　徹

管理栄養士
大柳珠美

青春出版社

心も体も元気になる！

グルテンフリーのすごい効果

小麦をはじめとする麦を使った食材を避ける「グルテンフリー」は、海外ではもはや常識！　日本でも、健康や美容にも効果があるとして、実践する人が増えています。そのすごい効果をご紹介しましょう。

疲労回復・老化防止

老化とは体にサビ（活性酸素）がたまった状態。グルテンは体内でこの活性酸素を除去する物質の働きを邪魔するため、グルテンフリーは疲労回復や老化防止に役立ちます。

ダイエット効果

グルテンフリーをはじめると、ついつい食べすぎてしまうということがなくなります。また、肥満に関係する腸や肝臓の炎症を抑えるため、脂肪の蓄積を防げます。

下痢・便秘の改善

グルテンは腸の粘膜に炎症を起こすことがわかっています。グルテンフリーにより腸内環境がよくなると、下痢や便秘といった腸のトラブルが改善します。

アレルギー改善

グルテンフリーは免疫の過剰な反応を抑えてくれます。そのため、花粉症やアトピー性皮膚炎の症状が軽くなったり、肌荒れが改善します。

頭痛・肩こり

小麦などの食物アレルギーの症状は遅れて出ることがあります。頭痛や肩こり、倦怠感などは、これらの遅延型アレルギーが原因となっていることがあります。

集中力・記憶力アップ

脳の働きには、神経伝達物質がかかわっています。グルテンフリーにより脳の神経伝達物質の働きがよくなるため、集中力や記憶力もアップします。

うつ

小麦製品は糖質が高いため食後血糖の変動が大きく、それが自律神経を乱し、うつ症状を引き起こします。グルテンフリーで、血糖値が安定すると、うつの改善につながります。

発達障害の改善

グルテンは消化しにくく、未消化なまま体内に入ると脳に麻薬様物質として作用する可能性があります。グルテンフリーで自閉症の症状が軽減したという報告もあります。

はじめに

グルテンフリーで、心と体にうれしい変化が起こる！

パン、パスタ、ラーメン、うどんなどの主食から、ケーキやクッキーなどのお菓子まで、私たちが毎日のように食べている「小麦」が、心と体の不調を引き起こしている可能性がある、といったら驚かれるでしょうか？

その原因が「グルテン」です。小麦などの穀物に含まれるグルテンは、肥満、疲れ、老化、頭痛や肩こり、アレルギー、便秘や下痢などから、集中力の低下、イライラ、うつ、発達障害といったメンタルの問題まで、さまざまな心と体のトラブルに関係していることがわかってきました。すでに欧米では食事から小麦製品を抜く「グルテンフリー」が当たり前になっており、日本にも広がりつつあります。

このグルテンフリーについて詳しく解説したのが『2週間で体が変わるグルテンフリー（小麦抜き）健康法』（溝口徹著・青春出版社刊）ですが、その後、無理なくグルテンフリーを続ける方法や、もっと効果を上げるコツを教えてほしいというお声をいただくようになり、実践版としてこの本が誕生しました。

最新栄養医学をもとに、手軽でおいしいレシピや、具体的な食べ方のヒントもたくさん紹介しました。皆さんのグルテンフリー生活のお役に立つことを願っています。

『2週間で体が変わる　グルテンフリーの毎日ごはん』目次

3章 これなら続けられる！グルテンフリーの実践ヒント

大柳珠美

4章

グルテンフリーで心と体の不調が消える

溝口徹

撮影……石田健一
フードスタイリング……新井知子／すどうみほこ
料理製作……青木暁子／とうじょう直子
本文デザイン……青木佐和子

【本文写真提供（11～15ページ）】
©Nishihama-Fotolia.com/©rufar-Fotolia.com/©hanabiyori-Fotolia.com/©aijiro-Fotolia.com/©sasazawa-Fotolia.com/©Y's harmony-Fotolia.com/©KPS-Fotolia.com/©siro46-Fotolia.com/©uckyo-Fotolia.com/©funny face-Fotolia.com/©oninikoniko-Fotolia.com/©Bilbo-Fotolia.com

1章

小麦抜き！乳製品抜き！グルテンフリー生活をはじめよう

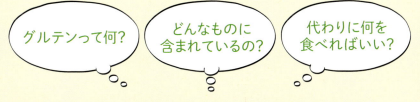

グルテンって何？

どんなものに
含まれているの？

代わりに何を
食べればいい？

まずはグルテンフリー生活の
基本をおさえましょう

消化しにくい、小麦に含まれる「グルテン」

グルテンとは、小麦に含まれるたんぱく質のひとつです。たんぱく質というと肉や魚、卵などを思い浮かべる人が多いと思いますが、穀物や野菜などにも微量ながらたんぱく質は含まれています（ただし、脂質にはたんぱく質は含まれていません）。

パンやパスタはもちもちとした食感がありますが、この粘りや弾力性のもととなっているのがグルテンです。小麦粉に含まれるグリアジンとグルテニンという2種類のたんぱく質に水を加えてこねると、これらのたんぱく質が絡み合い、グルテンとなるのです。

このグルテンが、なぜ問題となるのでしょうか。

一番大きな理由は、グルテンが腸での消化・吸収のトラブルを引き起こすことです。

特定の食べ物に反応して起こる「食物アレルギー」は、実はその食物に含まれるたんぱく質が原因となっています。

それぞれの食物に含まれるたんぱく質は、アミノ酸の配列によってさまざまな組み合わせがあります。アミノ酸を分解し、分子を小さくすることで体内に吸収されていくのですが、この過程がうまく進まず大きな分子のまま体内に入ってしまうと、これを体が異物と感知し、はれやかゆみなどといったアレルギー症状を引き起こしてしまいます。

そして、グルテンは非常に消化しにくいたんぱく質のひとつなのです。

今、なぜグルテンが注目されているかというと、パンやパスタ、ピザ、うどんなどの主食から、ケーキやクッキーといったお菓子に至るまで、小麦製品が増えてしまったことが挙げられます。

また、小麦の生産性を上げようと品種改良をおこなった結果、現在流通しているほとんどの小麦は、古代小麦に比べグルテンの量が増えてしまったという説もあります。

現代では、小麦、つまりグルテンとどのようにつきあうかが、健康のカギを握っているのです。

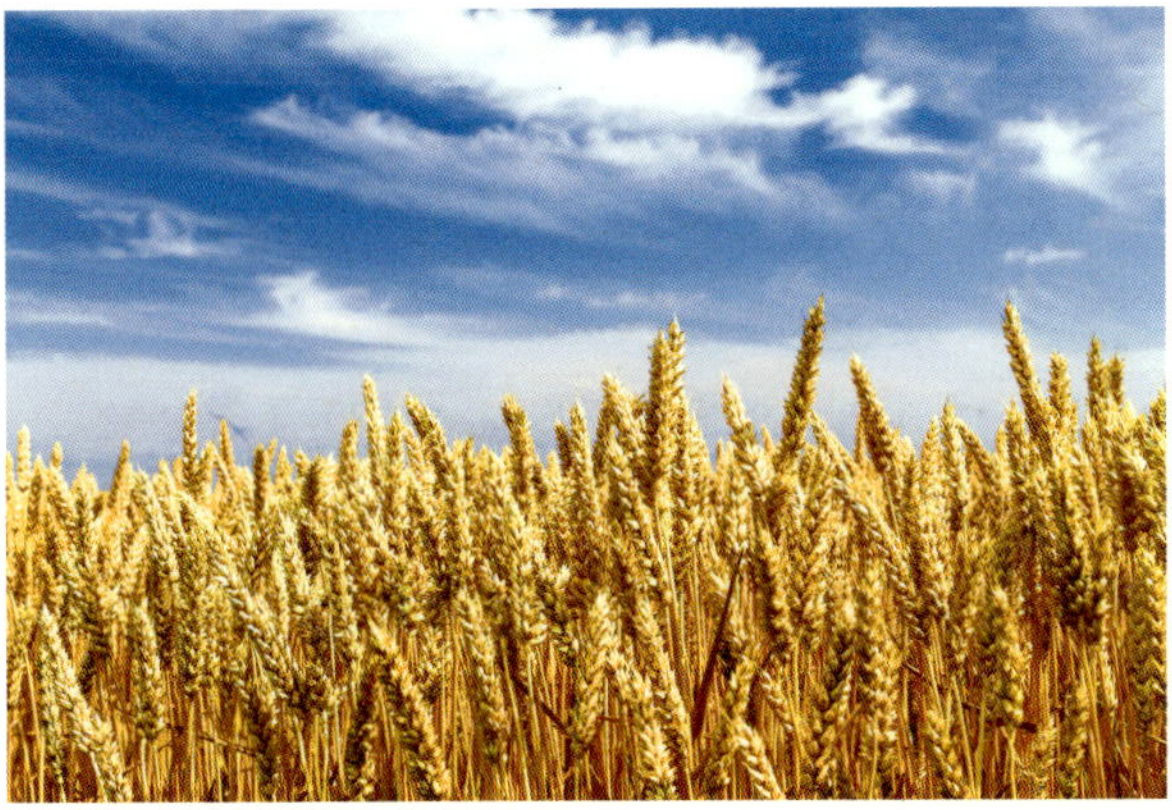

グルテンを含む食べ物

小麦のほか、大麦、ライ麦などにも含まれています。

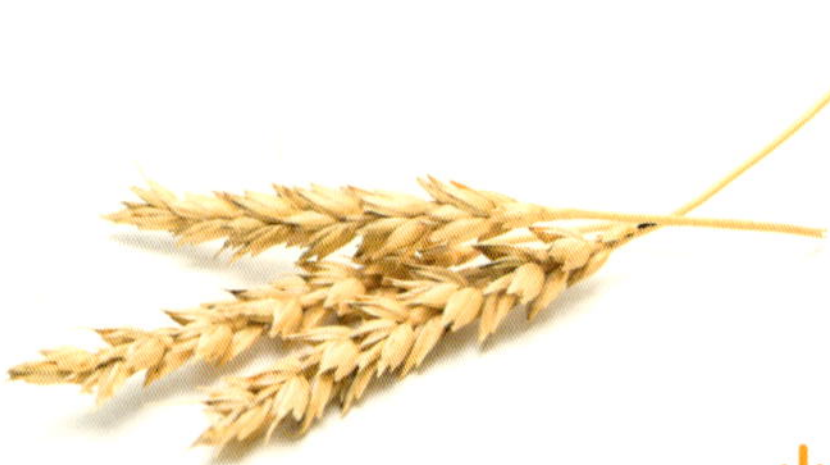

小麦

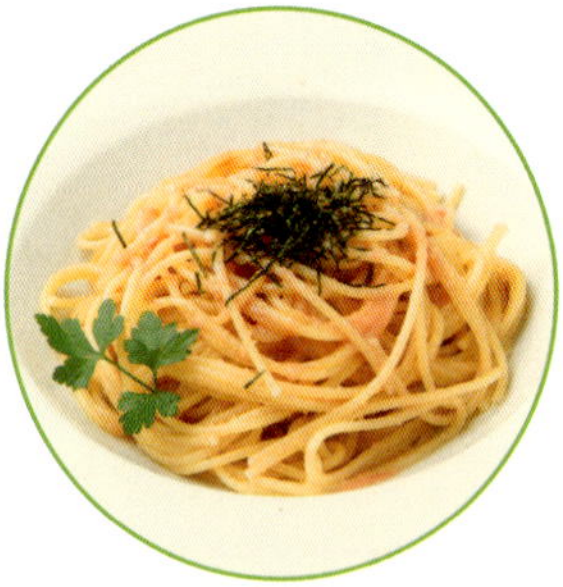

パスタ、マカロニ、ピザ
など

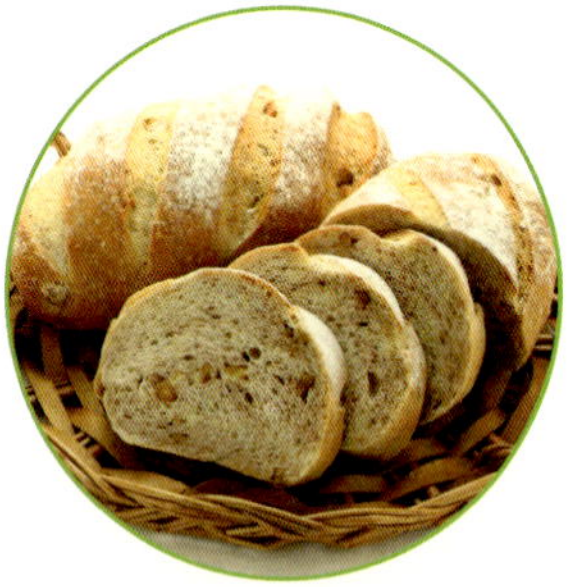

パン

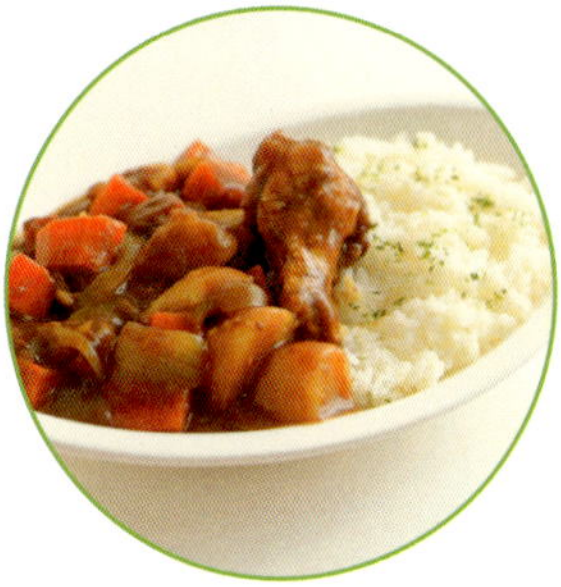

カレー、シチューなど

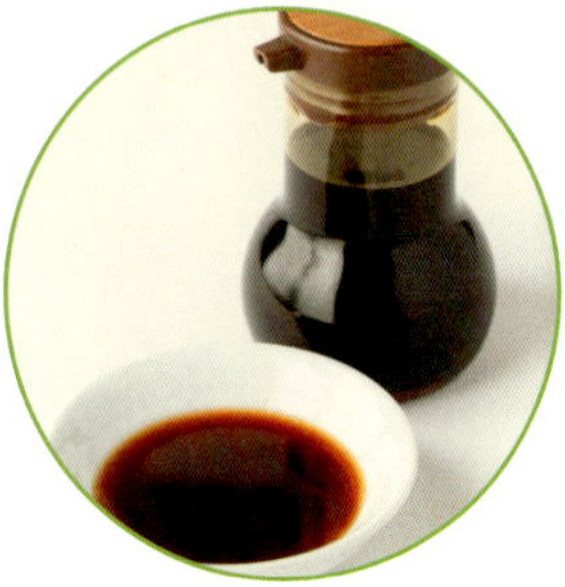

しょうゆ、一部の酢、
だし、コンソメなどの
調味料

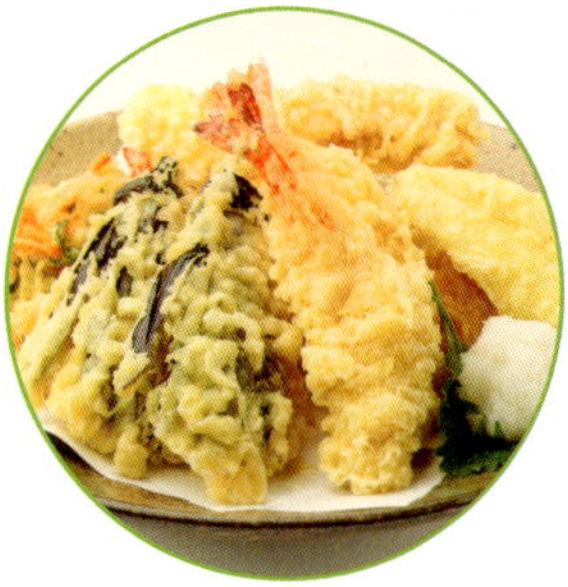

天ぷら、唐揚げ、とんかつ、
コロッケ、フライなど

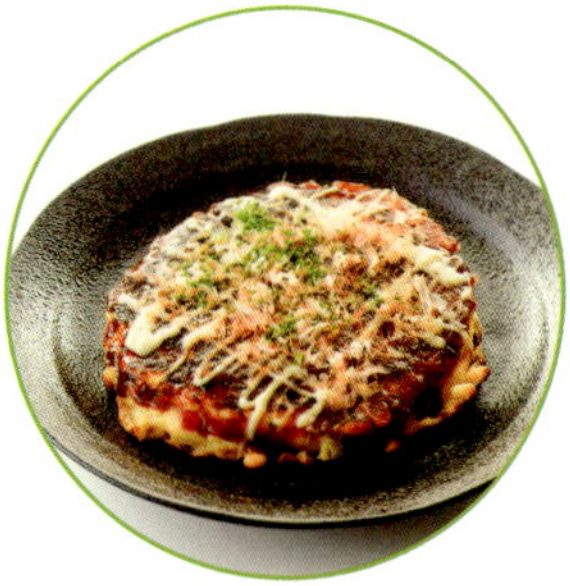

お好み焼き、たこ焼き、
チヂミなど

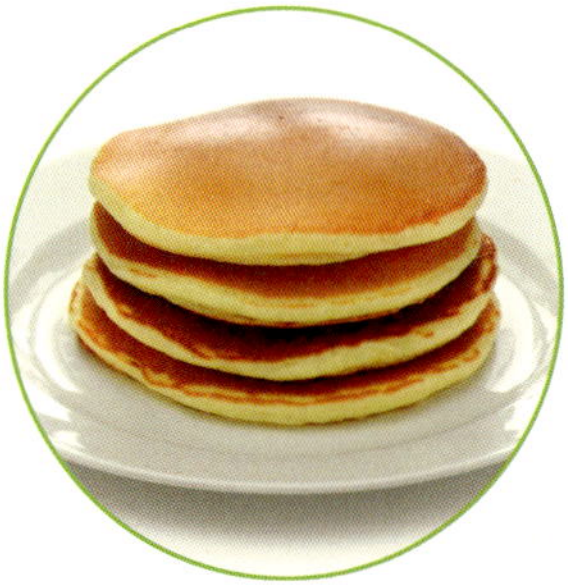

パンケーキ、ドーナツ、
ワッフル、クッキー、ビスケット、
マフィン、シュークリーム、
どら焼きなど

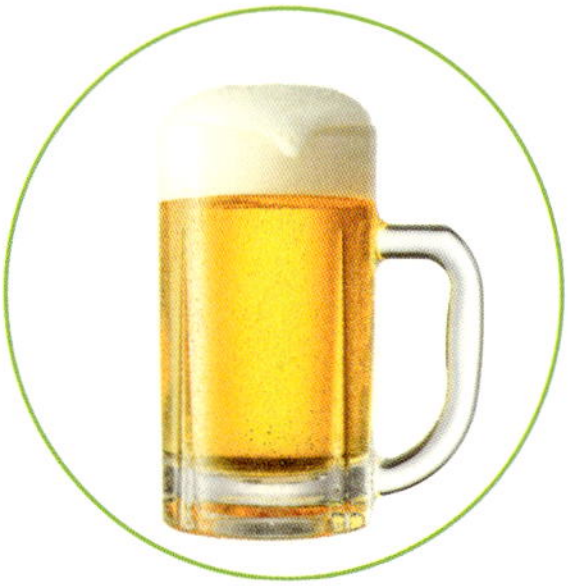

ビール、ウイスキー、
麦茶など

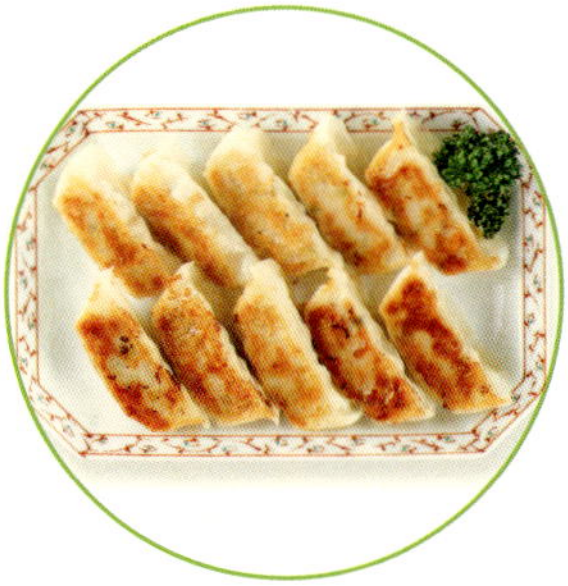

ぎょうざ、しゅうまい、春巻、
中華まんなど

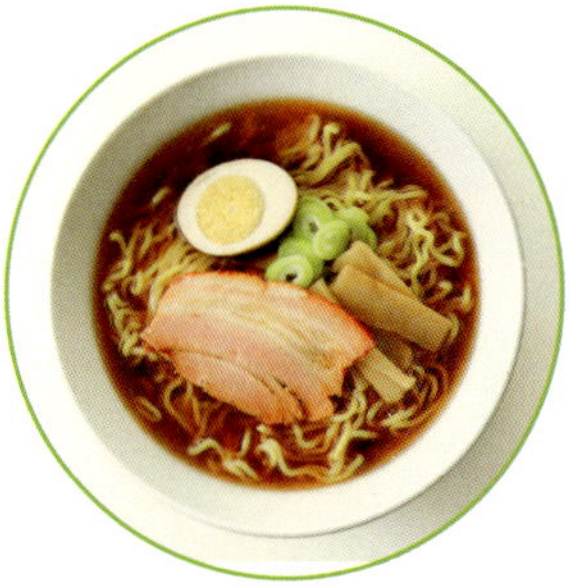

ラーメン、うどん、
そうめんなど

乳製品に含まれる「カゼイン」も問題

グルテンと同様、問題が多いのが「カゼイン」です。カゼインは乳製品に含まれており、グルテン同様消化しにくいたんぱく質です。

腸の粘膜が弱い人は、グルテンだけでなくカゼインにも反応することが多いため、私たちも患者さんへの食事指導では、小麦製品を除去する「グルテンフリー」に加え、乳製品を除去する「カゼインフリー」をすすめています。

実は海外では、自閉症の食事療法のひとつに、「GFCF（グルテンフリー・カゼインフリー）ダイエット」というものがあり、以前からグルテンとセットでカゼインを除去することが推奨されていました。最近では、健康法のひとつとして、GFCFダイエットをおこなう人も増えつつあります。

そこでこの本でも、「グルテンフリー+カゼインフリー」を基本とした食生活をおすすめしたいと思います。腸のトラブルの原因をダブルで取り除くことで、より心や体への変化を感じられるでしょう。

カゼインを含む食べ物

牛乳からつくられる、さまざまな乳製品に含まれています。

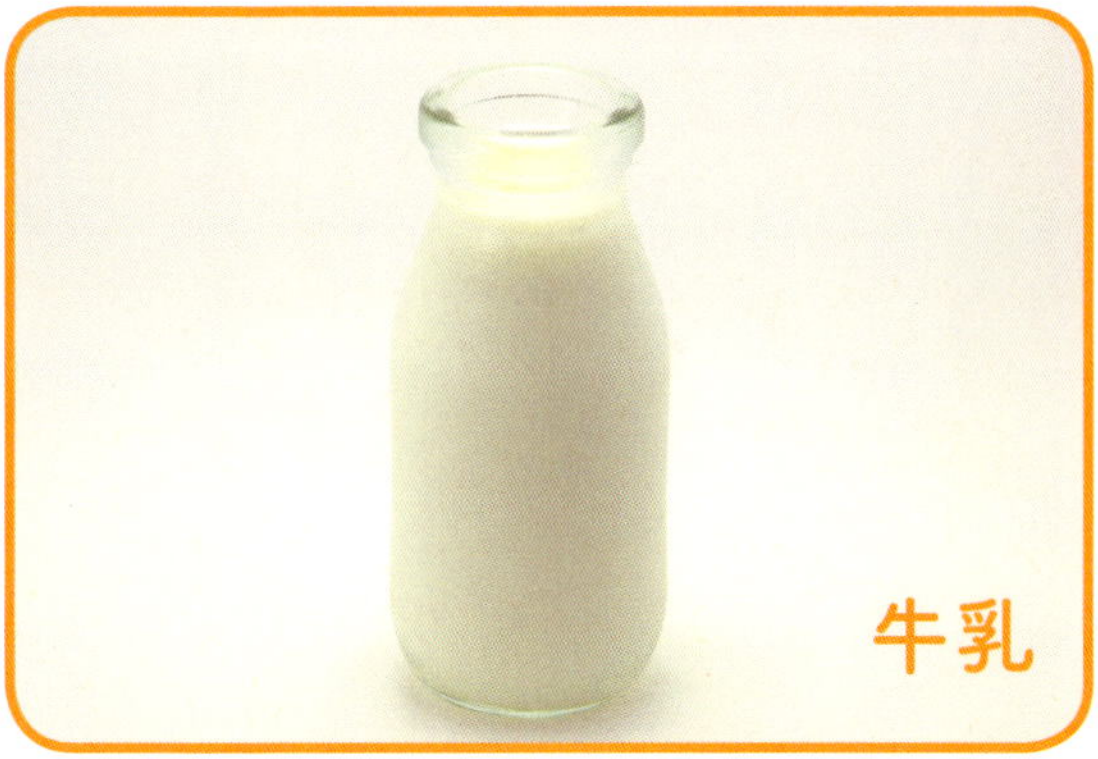

牛乳

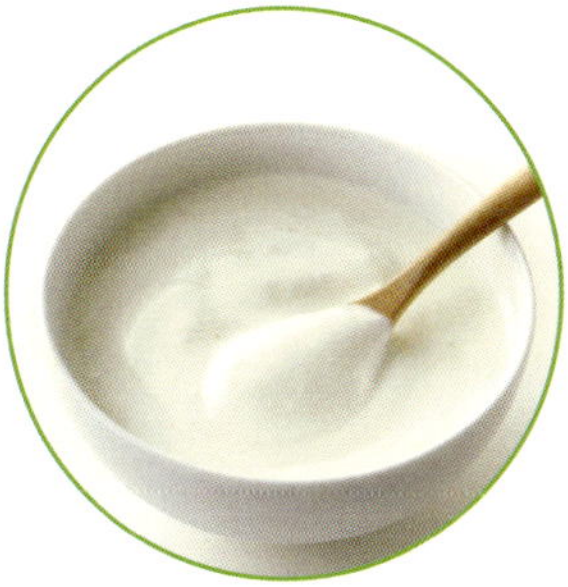

ヨーグルト、プリンなど

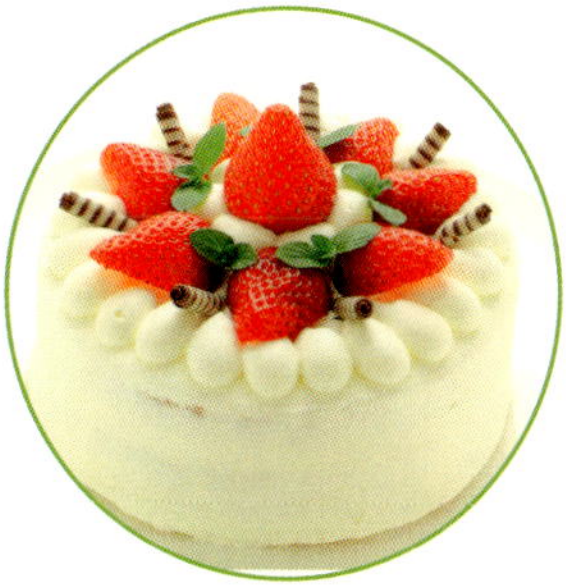

生クリーム

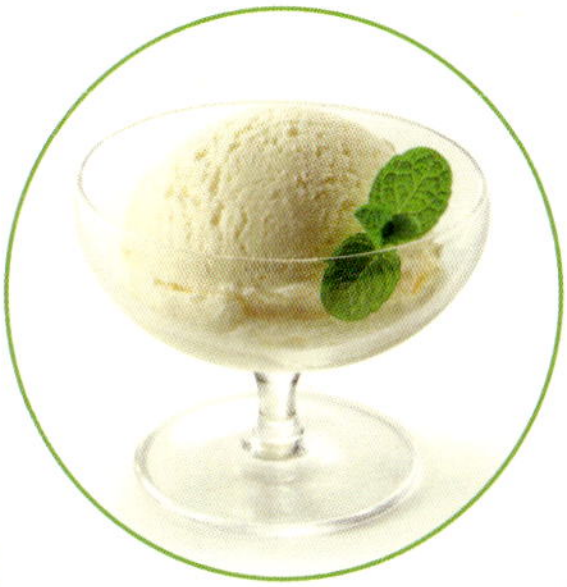

アイスクリーム

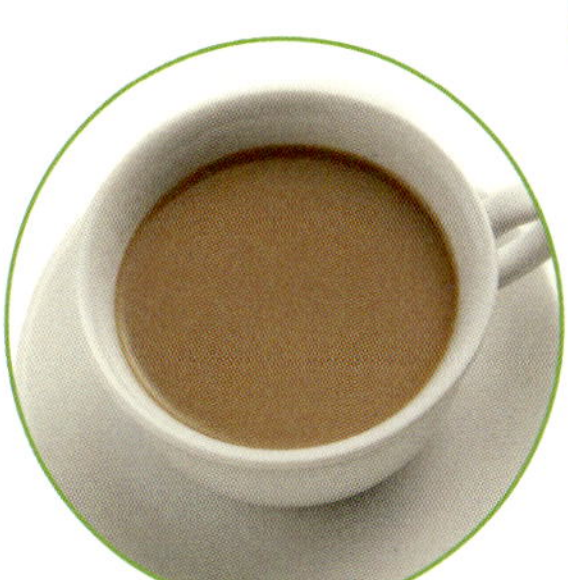

カフェオレ、ミルクティーなど

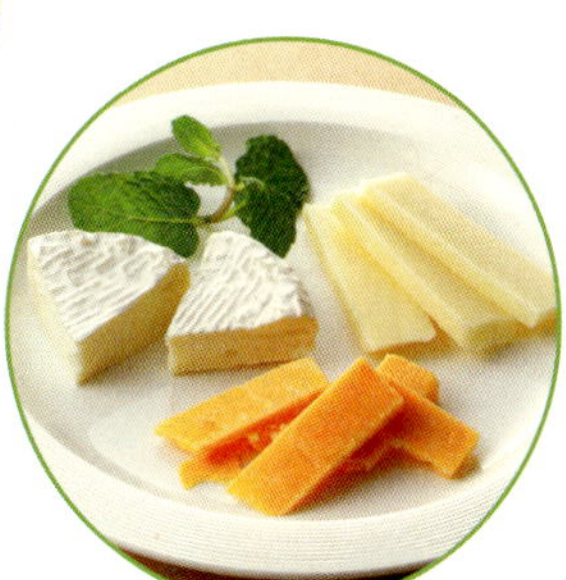

チーズ

バターは乳製品だが、脂質がほとんどのため、大量にとらなければ摂取可。

栄養療法から生まれた「オーソ流グルテンフリー」

一般的なグルテンフリーでは、「小麦製品を避ければOK」としています。しかし、私たちは「栄養療法」の視点から、脳や体全体のことを考えた食べ方をおすすめしています。

栄養療法とは、正式には「分子整合栄養療法（オーソモレキュラー療法）」といい、薬に頼らずに脳と体にとって必要な栄養素を補うことで、病気や老化を防ぐという治療法です。現在、日本では１３００以上のクリニックがこの栄養療法を取り入れており、内科系疾患から不妊治療、アンチエイジング、精神疾患まで、さまざまな病気の治療をおこなっています。

この本では、栄養療法の考え方を取り入れた「オーソ流グルテンフリー」をお伝えしていきたいと思います。グルテンフリーと同時にカゼインフリーをおこなうということも、オーソ流グルテンフリーの特徴といえるでしょう。

せっかくグルテンフリーに取り組むなら、より効果が出るほうがいいですよね。次ページのルールや食べていい食材を参考にして、グルテンフリー生活をスタートさせましょう。

オーソ流グルテンフリーのルール

「パンの代わりにごはんを食べる」はＮＧ！

米はグルテンフリー食材ですが、とりすぎると糖質過多になり、低血糖症を起こす可能性があります（４章参照）。

グルテンに加えてカゼインも控える

一般的なグルテンフリーでは、乳製品の摂取はＯＫになっていますが、カゼインの問題があるため、グルテンとカゼインをあわせて控えるようにします。

同じ食材を続けて食べない

卵を毎日食べる、豚肉を連日食べるなど、同じ食材をとり続けていると、それがアレルギーの原因となることがあります（４章参照）。

体に必要な栄養素をプラスする

「グルテンフリー・カゼインフリー」に加え、腸内環境をよくする食物繊維や、体の炎症を抑えるオメガ３脂肪酸など、体に必要な栄養素も積極的に取り入れましょう。

オーソ流グルテンフリーで食べていい食材

肉・魚介類・卵

たんぱく質系の食品をとることは大切ですが、同じ食材を続けてとるとアレルギーになりやすいので、食材が偏らないようにしましょう。

野菜・きのこ類・海藻・果物

野菜だけでなく、食物繊維が豊富なきのこ類や海藻も上手に取り入れて。果物は糖質過多にならないよう、とりすぎに注意。

こんにゃく類

しらたき、糸こんにゃくはめん代わりとして使えます。こんにゃくも食物繊維が多くおすすめ。

大豆製品
（豆腐、納豆、豆乳、おから、みそなど）

ごはんの代わりにおから、牛乳の代わりに豆乳など、大豆製品は「グルテンフリー・カゼインフリー」の強い味方。おからパウダーは肉料理のつなぎにもなります。

穀類
（米粉、そば、キヌア、アマランサスなど）

キヌアやアマランサスは、グルテンフリーでありながら栄養豊富。米が原料の米粉やライスペーパー、フォーもグルテンフリー。十割そばやそば粉もＯＫ。

脂質

オメガ３系脂肪酸が多いアマニ油、シソ油は積極的にとりたい油。中鎖脂肪酸が多いココナッツオイルもおすすめ。加熱調理にはオリーブオイルやバターを。

まずは2週間、小麦を抜いてみよう！

グルテンフリー生活をはじめる際に、ひとつ提案があります。はじめの2週間、徹底して「小麦抜き」をおこなうのです。微量ながら小麦が含まれているしょうゆやドレッシング、コンソメなどの調味料、小麦だけでなく大麦やライ麦などの麦製品も抜いてみます。

今現在さまざまな不調を抱えている人は、ある期間小麦製品を一切とらないことで、その不調の原因がグルテンかどうかを探ることができます。この「グルテンフリー2週間チャレンジ」中、いつもの不調が消えていたら、グルテン過敏症の可能性が高いといえます。それ以降は小麦製品をなるべく控えめにする「ゆるいグルテンフリー」を続けていくといいでしょう。

同様に、カゼインも2週間抜いてみることをおすすめします。グルテンは問題ないけれどカゼインで体調が悪くなっていたという人は結構います。あるいは、グルテンとカゼインの両方が原因だったということもあります。グルテンに比べてカゼインフリーのほうが実践しやすいので、まずはカゼインを抜いてみるのもいいでしょう。

2章

心もお腹も大満足！
グルテンフリーレシピ

◎しょうゆ、めんつゆ、酢、コンソメなどの調味料には、原料に小麦（グルテン）が含まれている場合があります。食品表示を確認し、グルテンフリーのものを選ぶようにしましょう。
（デキストリン、たんぱく加水分解物、モルト、麦芽などのほか、小麦由来のもの）
◎計量の単位は、1カップ：200cc、大さじ1：15ml、小さじ1：5mlを基準にしています。
◎食品の数値は、一部を除き、文部科学省科学技術学術審議会資源調査分科会報告「五訂増補日本食品標準成分表」のデータをもとに算出しました。
◎メーカーが公表している食品以外の数値は、筆者の算出によるものです。
◎糖質を算出していないメーカーの食品に関しては、炭水化物の値を表示しています。

おからパン

1個分　エネルギー：**45kcal**　糖質：**2.3g**

おからを主体に、オオバコパウダーでもっちり感をプラスした食物繊維たっぷりのグルテンフリーパン。油脂はココナッツオイルを使用し、中鎖脂肪酸から速効エネルギーもゲットできます。

材料（つくりやすい分量：小さめの丸パンで8個分）

おから（生）…100g
ココナッツオイル…大さじ1
ココナッツシュガー…大さじ1
アマランサス…大さじ1
黒ごま…大さじ1
ベーキングパウダー（アルミニウムフリー）…小さじ1
オオバコパウダー…大さじ2
水…大さじ8

＊オーブンを220〜230度に予熱しておく。

つくり方

1 材料をすべてボウルに入れ、全体をしっかり混ぜ合わせる。8等分にしたら丸め、クッキングシートを敷いた天板に間隔をおいて並べる（膨らんだときに生地がくっつかないようにするため）。

2 オーブンを200度に設定し、1を15分〜20分ほど焼き色を目安に焼き上げ、そのまま天板に15分ほどおき、粗熱をとる。

オススメ食材

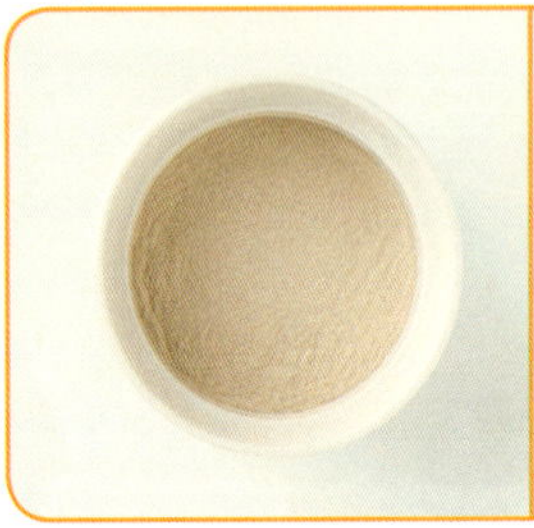

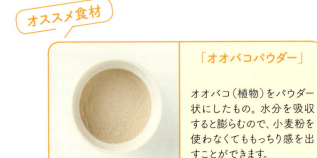

「オオバコパウダー」

オオバコ（植物）をパウダー状にしたもの。水分を吸収すると膨らむので、小麦粉を使わなくてももっちり感を出すことができます。

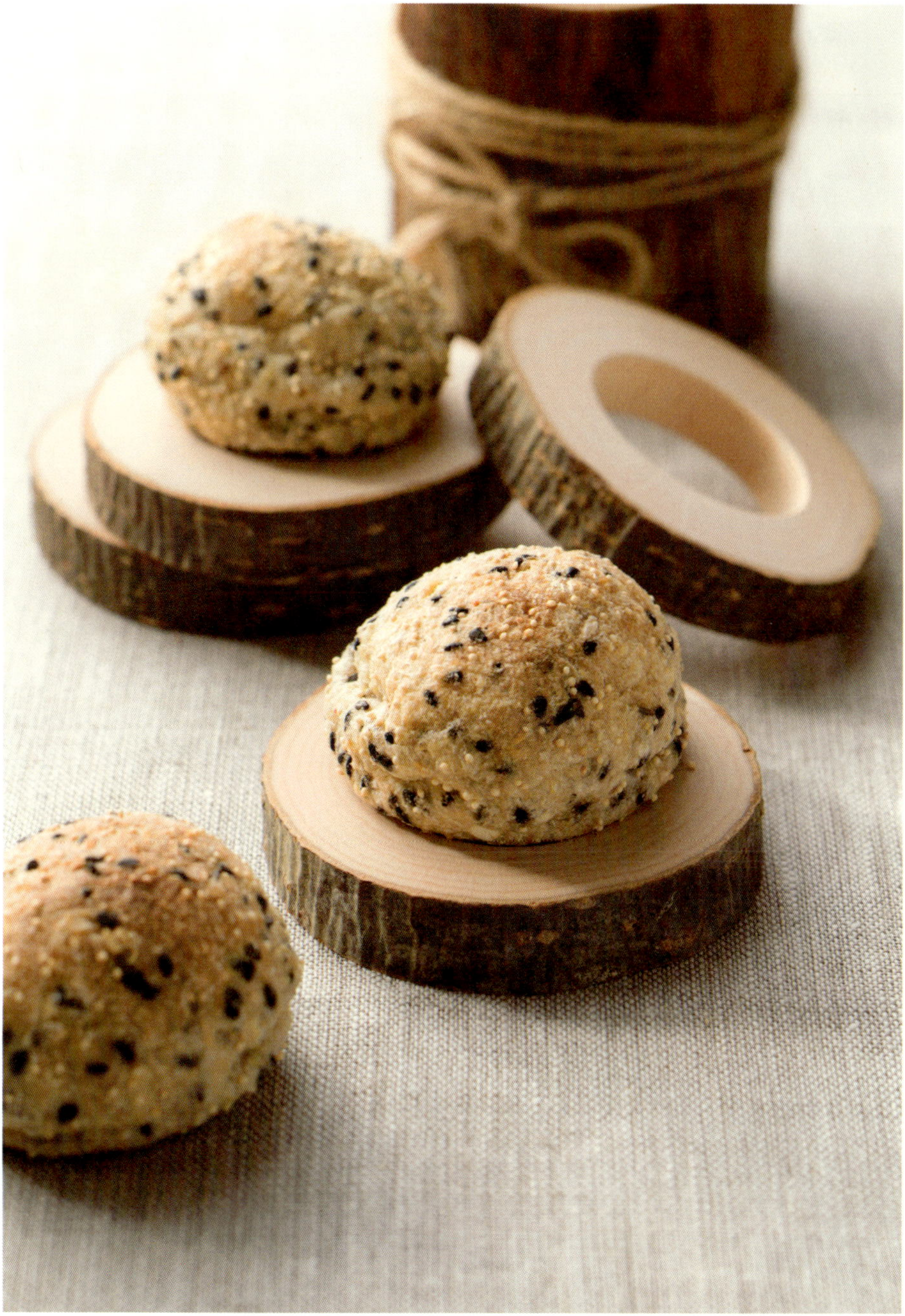

おからパンのミニバーガー（ツナ&ハム）

1個分 エネルギー：**57kcal** 糖質：**2.5g**（ツナ）
エネルギー：**77kcal** 糖質：**2.8g**（ハム）

パサつかず、もっちりしていて食べやすい絶妙のサイズ感のミニバーガーは、具をアレンジするだけで、飽きずに多彩なおいしさを楽しめます。お弁当やパーティーにも大活躍。

材料（丸パン2個分）

おから丸パン…2個

A（ツナ）
- ツナ（スープ漬け）…（汁をしぼって）大さじ1
- レタス：適量
- 天然塩、こしょう…少々

B（ハム）
- ハム（添加物の少ないもの）…1枚
- レタス：適量
- 好みのスプラウト…適量

つくり方

1 おから丸パンを平行に切って2等分したら、AとBをそれぞれサンドする。

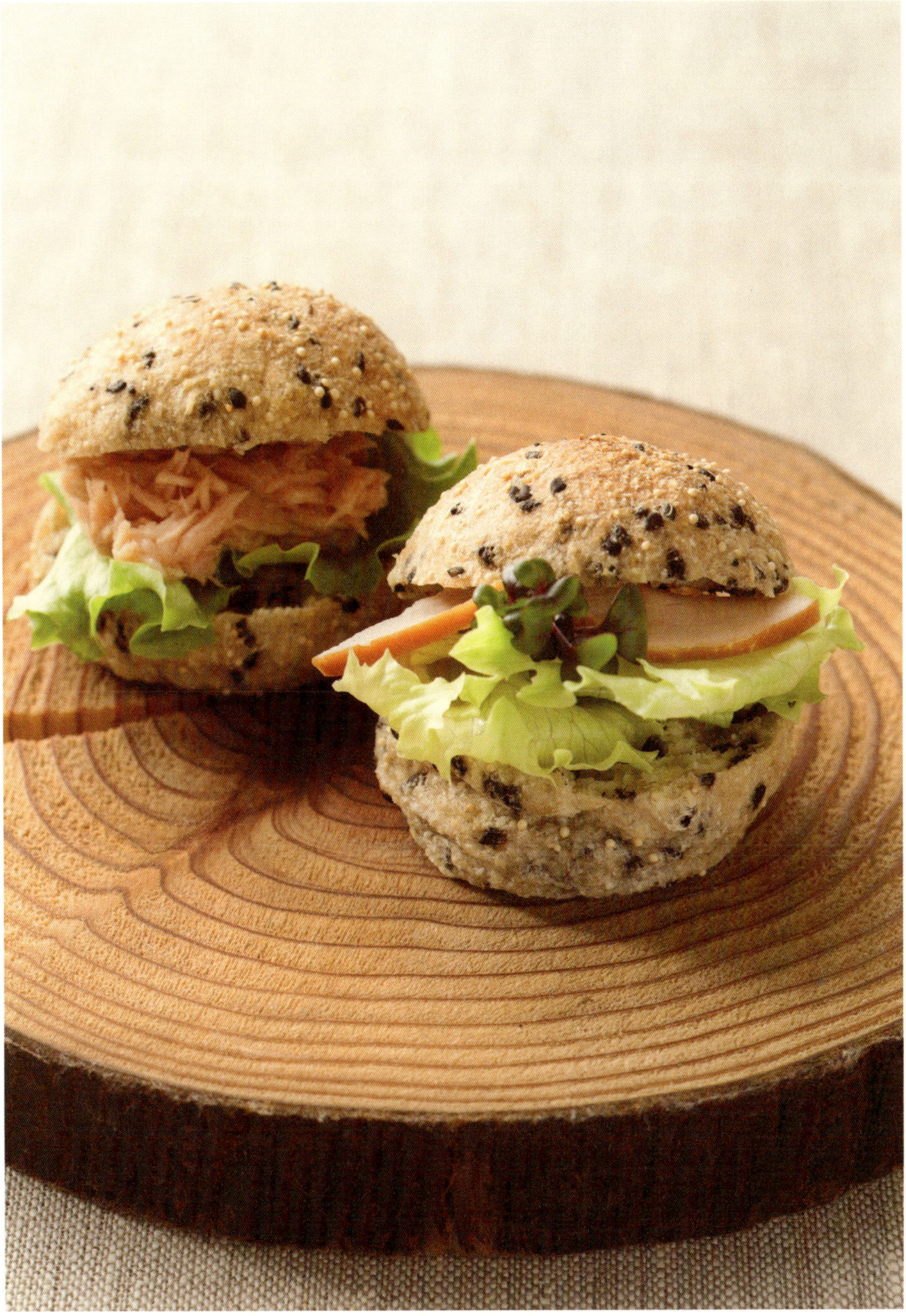

しらたきのボンゴレパスタ風

1人分　エネルギー：**97kcal**　糖質：**4g**

しらたきは、糖質もカロリーも低く、食物繊維はたっぷり。トマト味、バジル味など、どんな味付けにもマッチします。のびないので、つくりおきやお弁当にもどうぞ。

材料（2人分）

しらたき…600g

A
- にんにく（薄切り）…6枚
- 赤唐辛子（種抜き）…1本
- オリーブオイル…小さじ1

B
- あさり（殻つき、塩抜き済）…400g
- 水…50cc
- ミニトマト（4等分）…4個分

C
- パセリのみじん切り…適量
- 粗びき黒こしょう…適量
- オリーブオイル…小さじ1

つくり方

1 しらたきは、長めの食べやすい大きさに切り、熱湯でゆでて臭みをとっておく。

2 フライパンにAを入れ、弱火にかけ、にんにくが香ばしく火が通ってきたら1とBを入れ、蓋をしてあさりの殻が空くまで加熱する。ミニトマトを加えたら、強火で汁気をしらたきに吸わせるよう、フライパンをゆすりながら全体を合わせ、必要であれば天然塩（分量外）で味を整える。

3 器に盛り付け、Cをトッピング。

＊春は菜の花、夏はオクラ、秋はきのこ、冬はかぶなど、季節の野菜を加えても楽しめます。

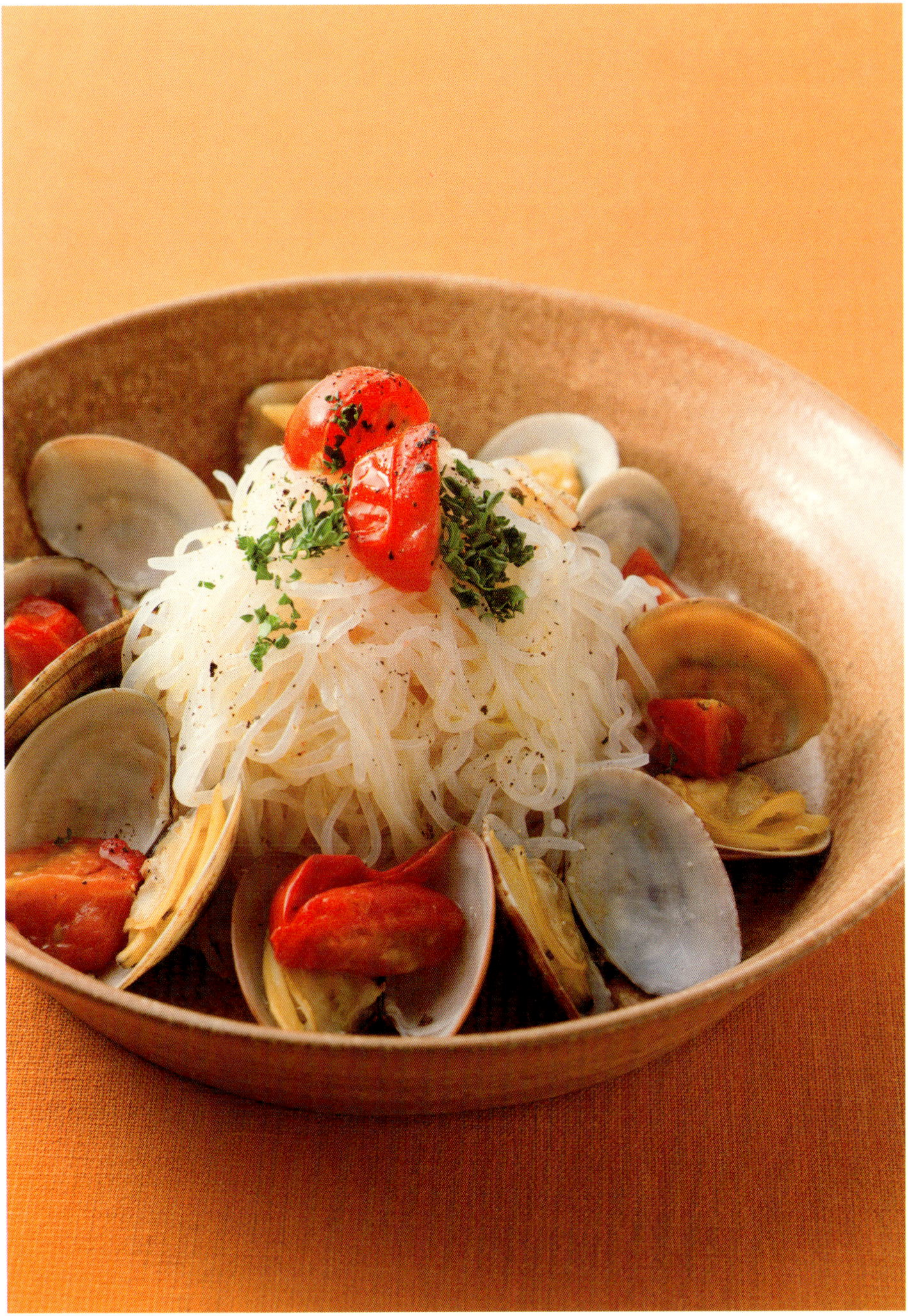

大豆もやしのぶっかけそうめん風

1人分　エネルギー：113kcal　糖質：6.5g

大豆もやしは、葉酸やビタミン、ミネラルなど栄養価が高い発芽野菜。シャキシャキした食感が心地よく、ほどよい長さはめん代わりに楽しめます。

材料（2人分）

大豆もやし…2パック

A ┬ かいわれ大根…1パック
　└ 梅干し…2個

B ┬ めんつゆ（ストレートタイプ）…100cc
　└ しょうが（すりおろし）…小さじ1

つくり方

1 大豆もやしを熱湯で2分ほどゆで、ザルに上げ、水気を拭き取る。

2 丼に、1のもやし、Aを盛り付け、合わせて冷やしておいたBをまわしかける。

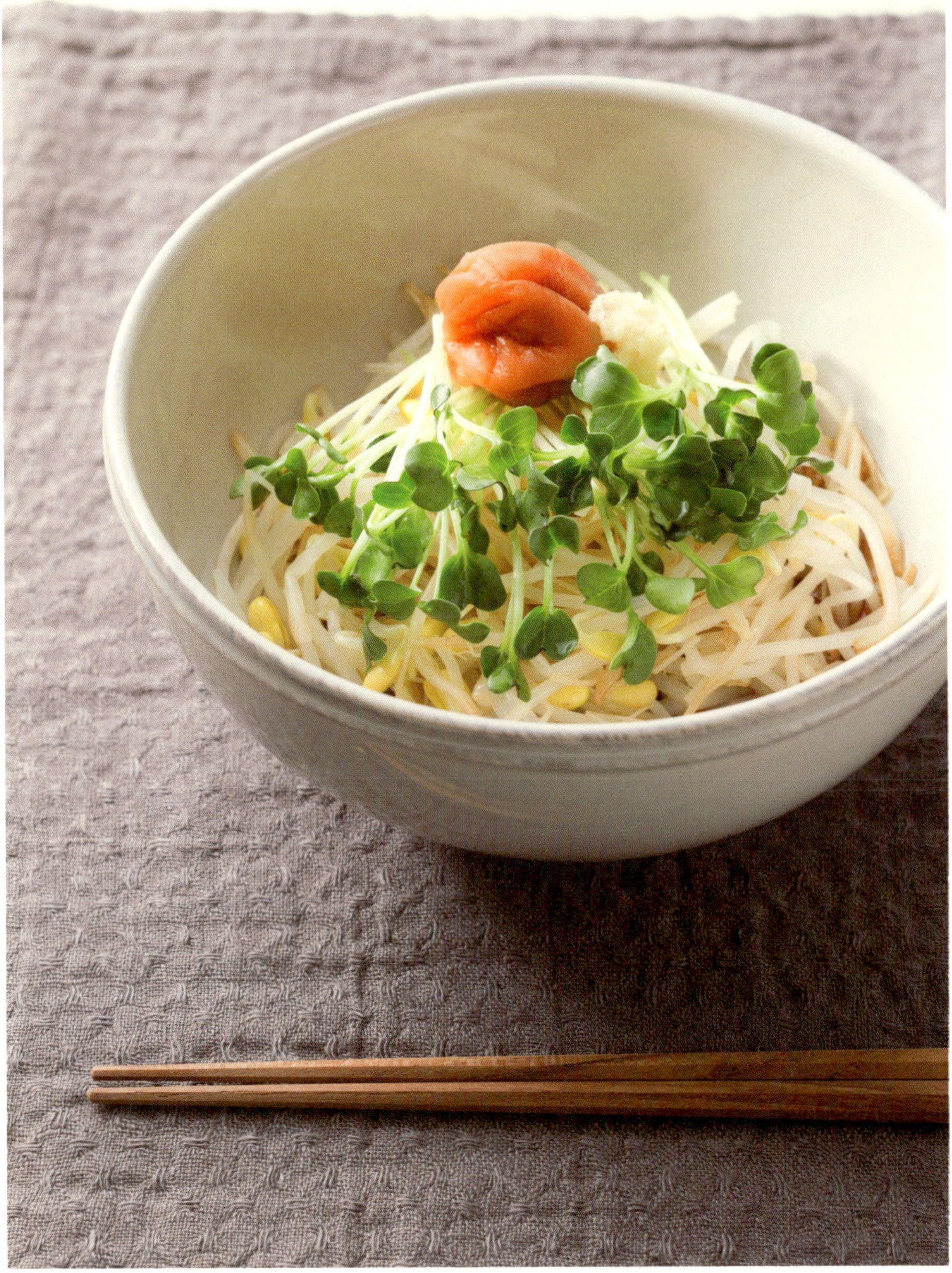

ベジヌードル　つけめん風

1人分　エネルギー：164kcal　糖質：11.7g

抗酸化作用の高いカロテノイドたっぷりの色とりどりの野菜を、スライサーやピーラーで長めの薄切りにカット。オメガ3脂肪酸が豊富なくるみのコクでめん風に楽しみます。

材料（2人分）

A
- きゅうり…1本
- ズッキーニ…1本
- パプリカ（赤）…1個
- にんじん…1/2本
- レッドオニオン…1/2個

くるみ…30g
めんつゆ（ストレートタイプ）…100cc

つくり方

1 野菜は、ピーラーやスライサーを使って長めの薄切りにして、食べやすい幅にカットし、皿に盛り付けておく。

2 くるみをすり鉢ですりつぶし、めんつゆとあえてくるみだれをつくり、1に添える。

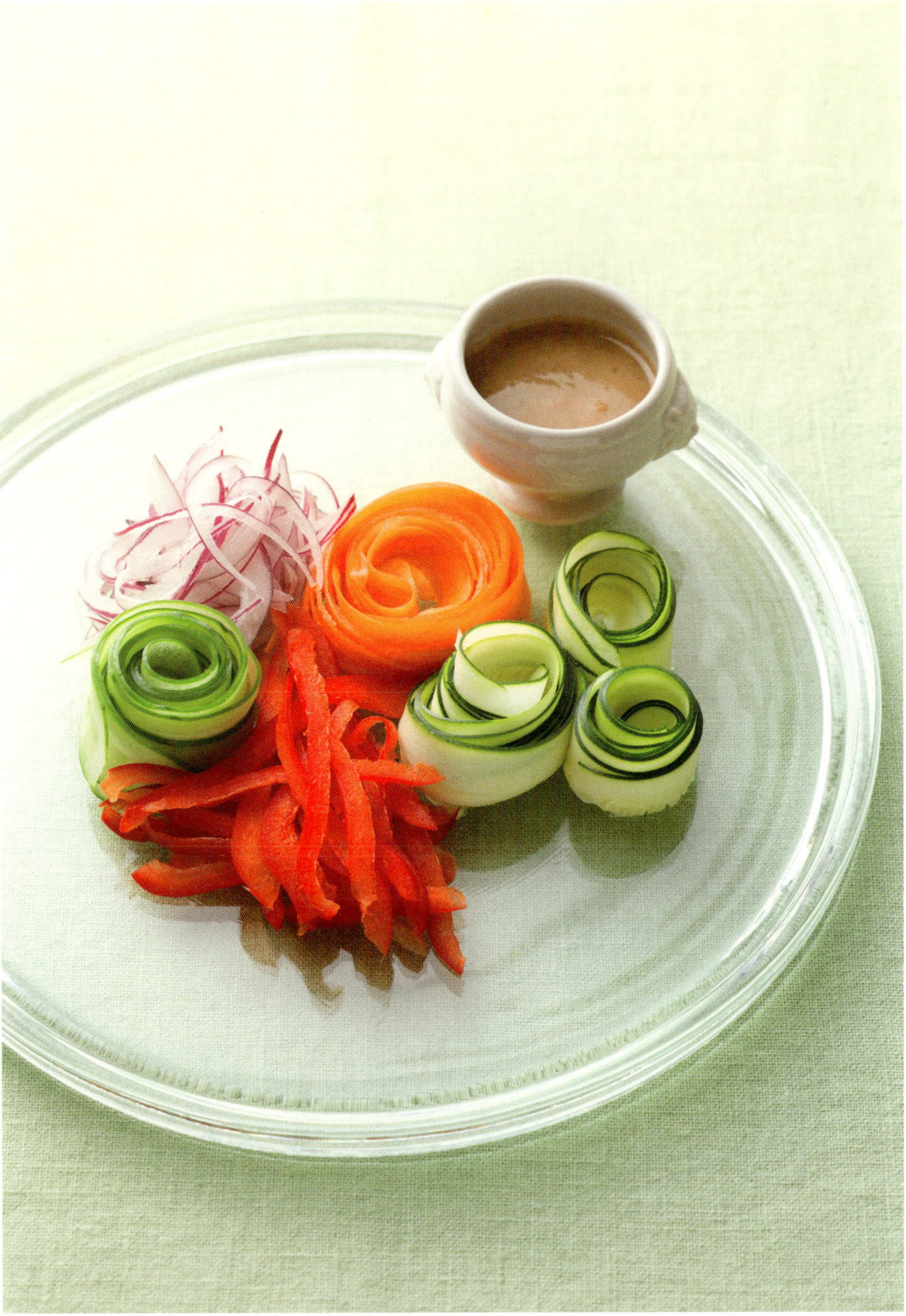

お好み焼き風オムレツ

1人分　エネルギー：**245kcal**　糖質：**6.9g**

たっぷりの生キャベツをペロリと食べてしまえる軽さとおいしさ！干しえびやかつお節の旨みをきかせ、添加物が気になるソースは使いません。

材料（２人分）

キャベツ…小1/2個分
オリーブオイル…小さじ2
A　干しさくらえび…大さじ１
　　かつお節…２パック（6g）
B　溶き卵…４個分
　　天然塩、こしょう…少々
C　しょうゆ…大さじ１
　　本みりん…大さじ１
D　青のり…小さじ１
　　紅しょうが…適宜

つくり方

1 キャベツはスライサーなどを使って、細めの千切りにし、２等分して皿にそれぞれこんもり盛り付ける。２等分したAを、キャベツの上にまんべんなくトッピングしておく。
2 フライパン（直径22cm程度）を熱し、オリーブオイルを小さじ１まわし入れ、なじませたら、合わせておいたBの卵液の半量を流し入れ、丸く大きくかき混ぜながら好みの硬さに火を通し、キャベツの上にかぶせる。これをもう１枚つくる。
3 それぞれに、合わせておいたCのたれをぬり、Dをトッピングする。

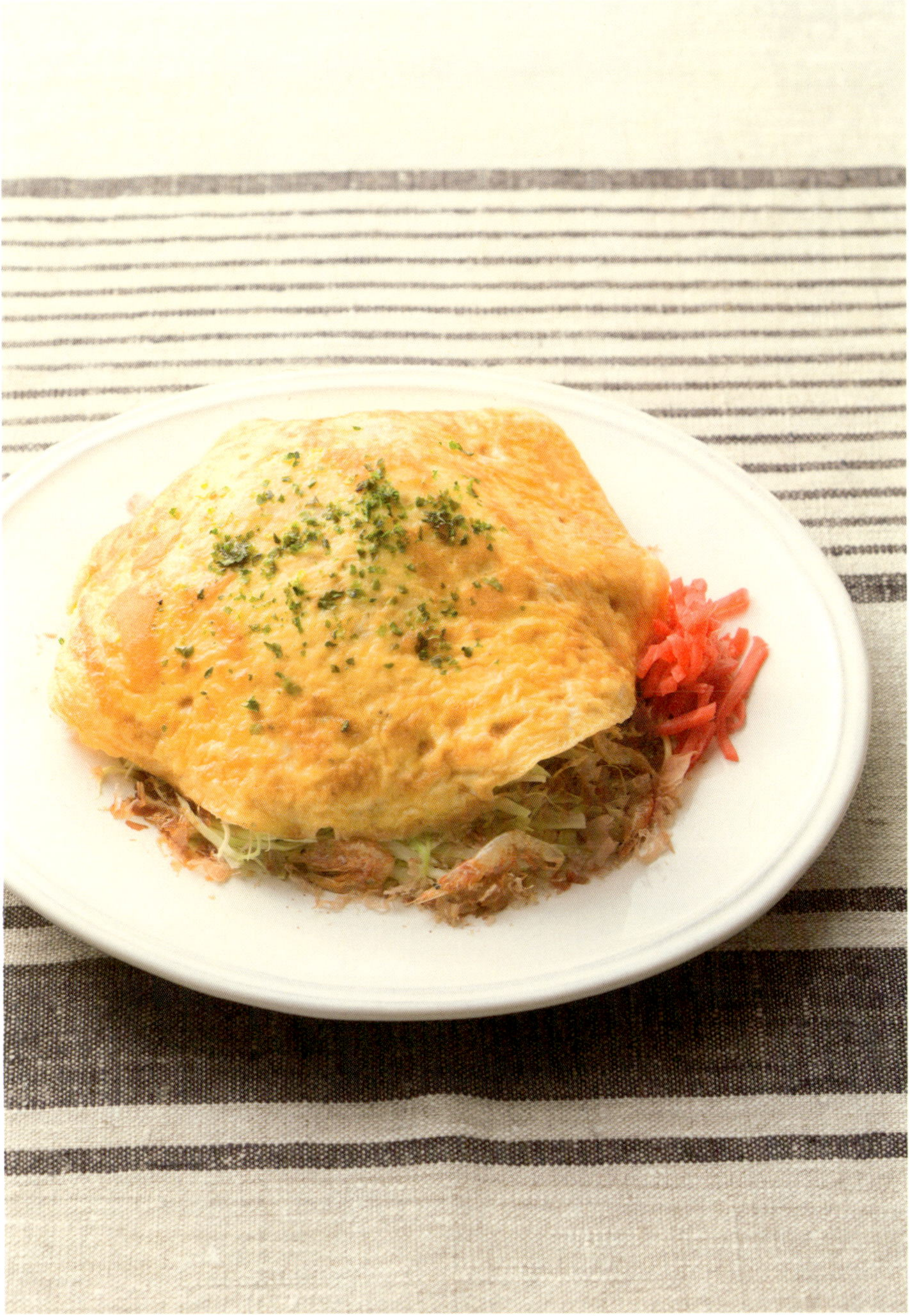

そばの実の豆乳煮込み

1人分　エネルギー：229kcal　糖質：26.3g

食物繊維やビタミンB2が豊富なそばの実は、美容や健康にもうれしい効果が盛りだくさんの注目食材。乳製品不使用でクリーミーな味わいに仕上げます。

材料（2人分）

そばの実（乾燥）…60g
A しいたけ（薄切り）…4枚分
　無調整豆乳…200cc
みそ…大さじ1
天然塩…適量
B 粗びき黒こしょう
　万能ネギ（小口切り）…適量
　かつお節…2パック
オリーブオイル…小さじ2

つくり方

1 そばの実はさっと洗い、鍋に入れ、水をたっぷり入れて火にかける。沸騰したら3分ゆでて、ザルに上げておく。
2 鍋に、1とAを入れ火にかけ、沸騰したら火を止める。みそを加え、全体を合わせ、塩で味を整え、器に盛り付ける。Bをトッピングし、オリーブオイルをまわしかける。

オススメ食材

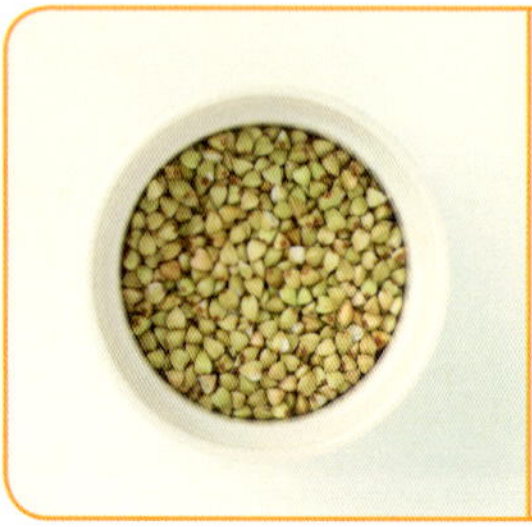

「そばの実」

そばの実をゆでておいてサラダなどにトッピングすると、穀物からの栄養とエネルギーの補給に役立ちます。

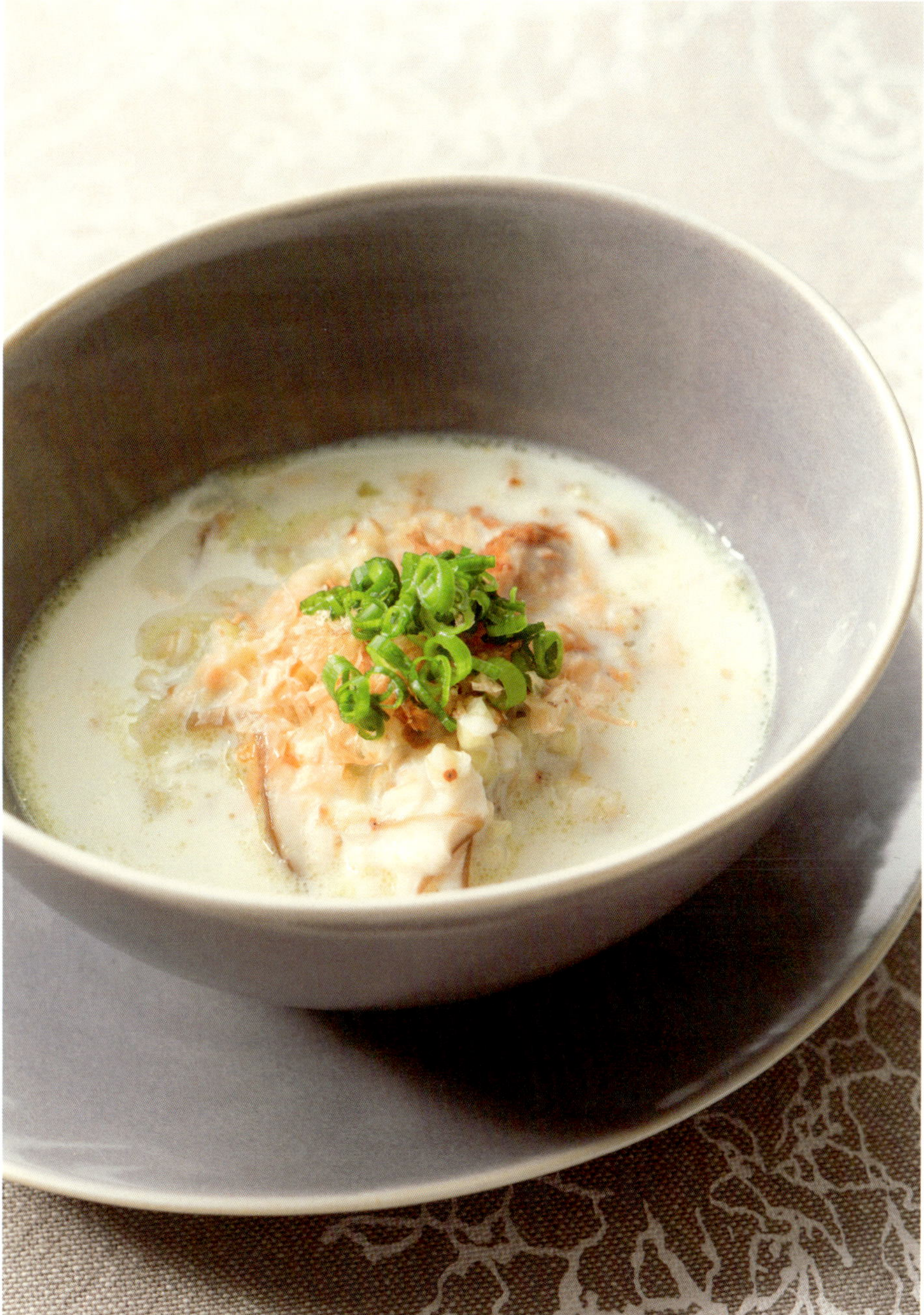

スーパーボウル　塩麹ドレッシング

1人分　エネルギー：**344kcal**　糖質：**17.4g**

色とりどりの野菜に、アクセントとしてヘンプシードナッツ、アントシアニン豊富な黒米をプラス。塩麹のドレッシングをかけて、発酵パワーもいただきます。

材料（2人分）

A ┬ 黒米…大さじ2
　└ 水…200cc
レタス…3枚
レッドキャベツ…1/4個
ブロッコリースプラウト…1パック
アボカド…1/2個
レモン汁…小さじ1
B ┬ ヘンプシードオイル…大さじ1
　├ 塩麹…大さじ1
　└ 酢…大さじ1
ヘンプシードナッツ…大さじ1

つくり方

1 Aを小鍋に入れ火にかけ、沸騰したら弱火にして約20分ほど水気がなくなるまで煮詰め、粗熱をとっておく（途中で水分がなくなったら適宜水を足す）。

2 レタスは食べやすい大きさにちぎって冷水にさらしパリッとさせ、水気を拭き取っておく。レッドキャベツは千切りにし、塩と酢（分量外）で合わせ、しんなり味をなじませておく。ブロッコリースプラウトは根を切っておく。アボカドは種と皮を除き、1.5cm角に切ってレモン汁をまぶしておく。

3 器に2の野菜を盛り、1と合わせておいたBのドレッシング、ヘンプシードナッツをトッピングする。

＊ビタミンやミネラルが豊富な黒米は、視力や肝臓の機能向上に役立ちます。細胞の老化やがん化を防ぐアントシアニンも含まれています。

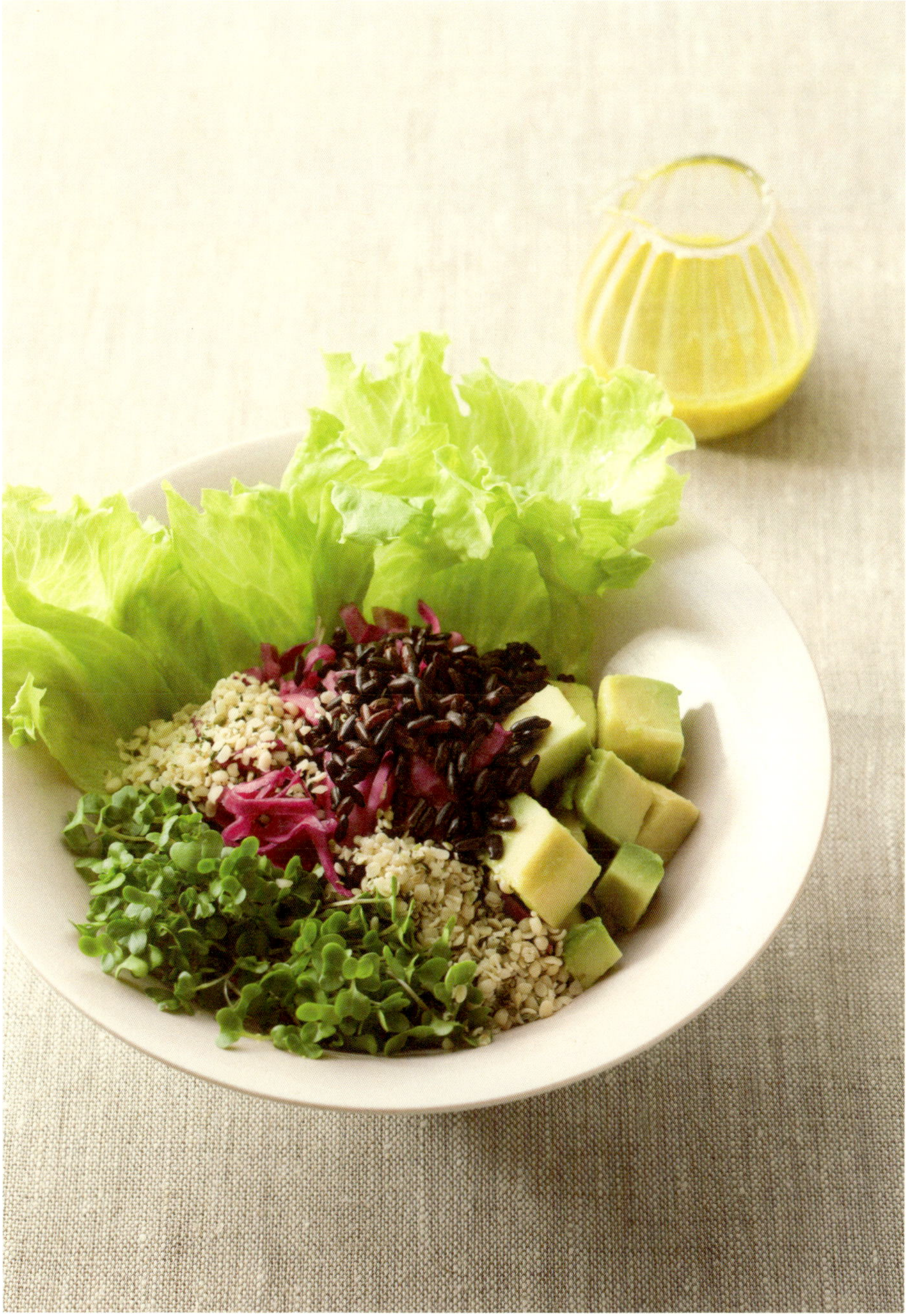

ポークピカタ

1人分　エネルギー：**344kcal**　糖質：**3.6g**

たんぱく質、ビタミンB群豊富な豚肉に、卵の衣をまとわせて栄養たっぷりのグルテンフリーに。鶏むね肉やささみ肉でもおいしくできます。お弁当のおかずにもピッタリ。

材料（2人分）

豚もも赤身肉一口かつ用…2枚(250g)
天然塩…小さじ1/2
片栗粉…小さじ2
A 卵…1個
　天然塩…適量
オリーブオイル…大さじ2
B ベビーリーフ…適量
　天然塩…適量
　酢…適量
ピンクペッパー…適宜

つくり方

1 豚肉は常温に戻し、両面に塩(分量外)を少々まぶして、10分ほどおいておく。
2 1の表面に出てきた水分を拭き取り、片栗粉を両面にまぶす。
3 フライパンにオリーブオイルを入れて火にかけ、2をあらかじめ溶いておいたAにくぐらせながらフライパンに並べ、中火～弱火でこがさないように、片面ずつ3～4分を目安にこんがりと焼いて火を通す。器に盛り付け、合わせておいたBを添え、ピンクペッパーを飾る。

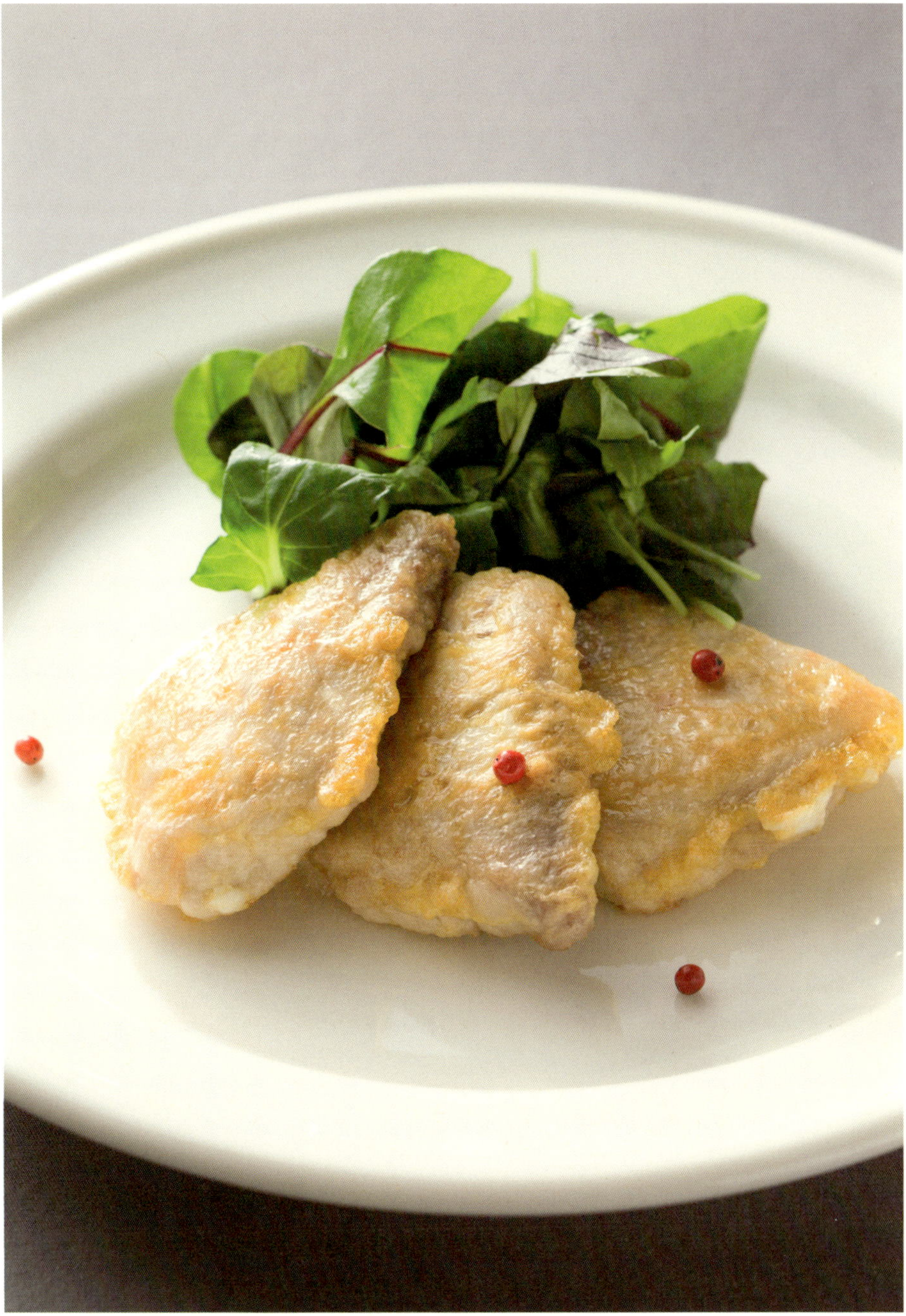

鶏むね肉の塩麹焼き きのこしょうがあんかけ

1人分　エネルギー：261kcal　糖質：15.2g

塩麹の発酵パワーでしっとり焼き上げた鶏肉に、オオバコパウダーできのこのあんにとろみをつけて。たっぷりのきのこで満足感も味わいます。

材料（2人分）

鶏むね肉…2枚（300g）
塩麹…大さじ2
A ┬ しいたけ（薄切り）…2枚
　├ えのき（ほぐして）…100g（小1パック）
　├ しめじ（ほぐして）…100g
　├ 水…200cc
　├ しょうゆ…大さじ1
　├ 本みりん…小さじ1
　├ 中華だしの素…小さじ1
　└ オオバコパウダー…小さじ1
しょうが（絞り汁）…大さじ1
B ― 一味唐辛子、柚子皮すりおろし…適宜

つくり方

1 鶏むね肉は、3㎝の厚さのそぎ切りにし、ビニール袋に入れて塩麹を入れ、全体をよくもみ合わせる。空気を抜いて密閉し、冷蔵庫で半日から1日置いておく。
2 1を魚焼きグリルで両面で約10分、軽く焼き色がつく程度に焼いて火を通す。
3 そのあいだにフライパンにAを入れ火にかけ、全体を混ぜ合わせながら沸騰させ、1分ほど煮る。きのこがしんなりしたら火を止め、しょうがの絞り汁をまわし入れる。
4 器に2の鶏肉を食べやすい大きさにカットして盛り付け、3のあんをかけ、お好みで、Bをトッピングする。

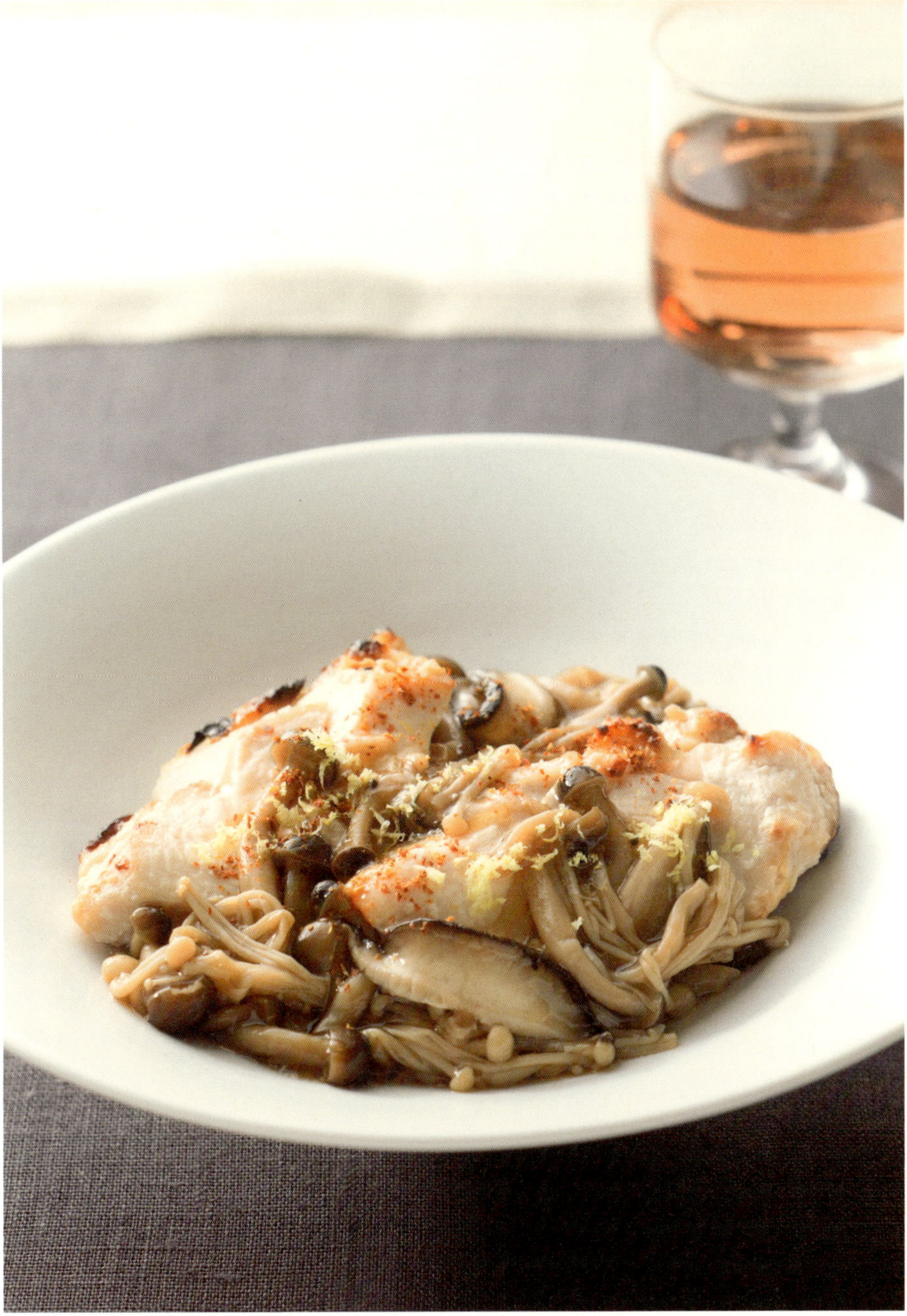

グラスフェッドビーフのガーリックステーキ

1人分　エネルギー：**504kcal**　糖質：**3.7g**

牛を本来の自然な環境のもとで放牧し、牧草だけを食べて育てたグラスフェッドビーフ。良い栄養を含む食品だからこそ、良い素材を選ぶことが大切です。

材料（2人分）

グラスフェッドビーフ（ステーキ用）…2枚
A ┬天然塩：小さじ1
　└粗びき黒こしょう…適量
B ┬オリーブオイル…大さじ1
　└にんにく（スライス）…小1片分
クレソン…1束
C ┬くるみ（あら刻み）…30g
　├酢…小さじ2
　└天然塩…小さじ1/3

つくり方

1 牛肉は焼く30分前に冷蔵庫から出して室温に置き、焼く直前にAを両面にふる。

2 フライパンにBを入れ火にかけ、にんにくをこんがり焼いてキッチンペーパーの上に取り出しておく。

3 2のフライパンを熱し、うっすら煙が出てきたところで1の肉を入れ、そのまま強めの火で焼き色がしっかりとつくまであまり動かさずに2～3分焼く。裏返して同様に焼き、取り出したらアルミホイルで全体を包み、5分ほどそのまま置いて肉汁を落ち着かせる。

4 3を好みの厚さに切り、皿に盛り付け、2のにんにくチップをトッピングし、あらかじめ食べやすい長さに切ったクレソンとCを合わせたものを添える。

ニュージーランド産プレミアム牧草牛「リザーヴ」
Dr. Saito Select　md ストア　http://www.mdfood.jp/saitofarm/

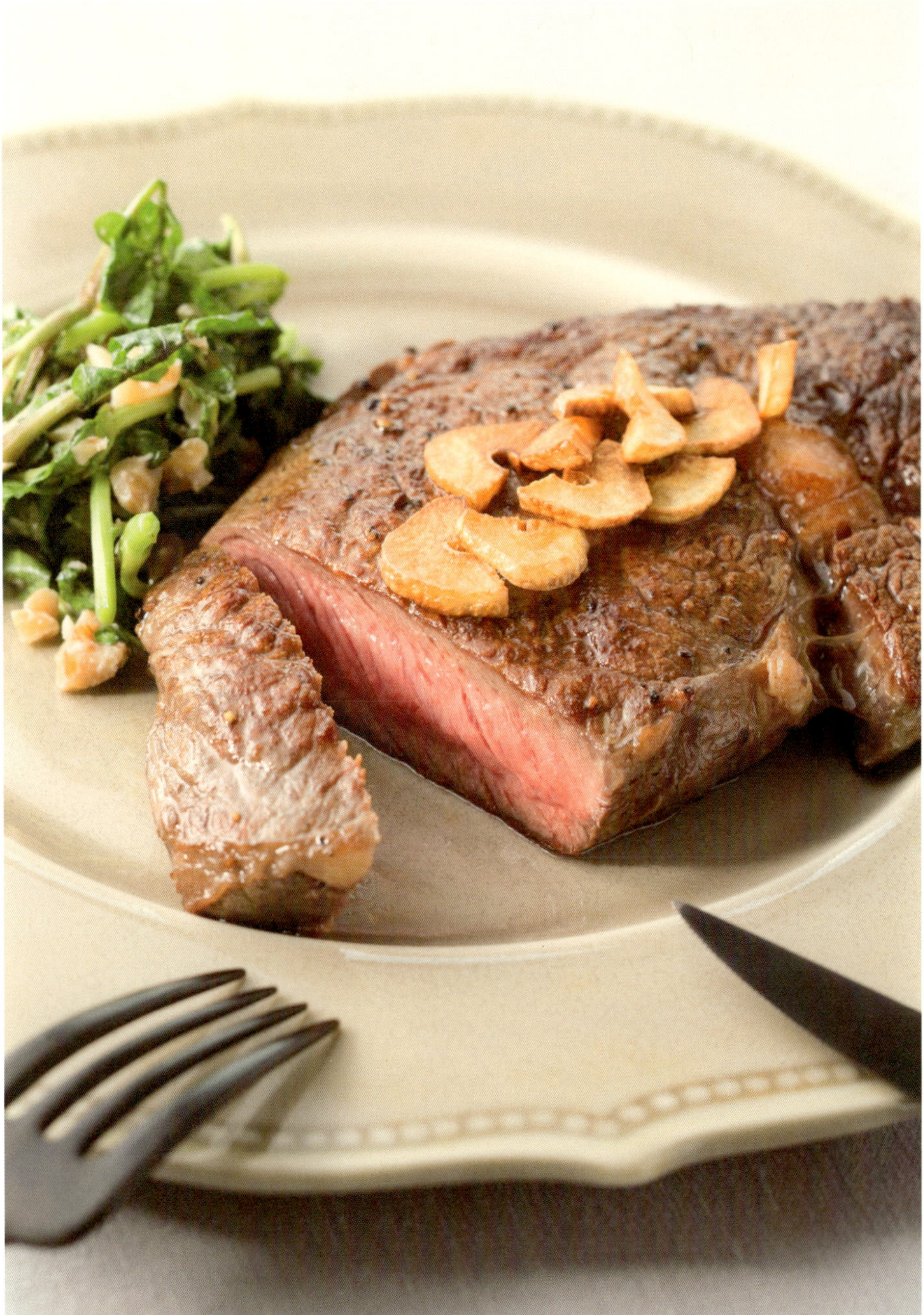

キヌアとアマランサスと春菊のサラダ

1人分　エネルギー：**89kcal**　糖質：**10.2g**

キヌアとアマランサスは、ミネラルたっぷりのグルテンフリー穀物。ゆでておいて、サラダやスープに加えると、プチプチ感がおいしいアクセントになります。

材料（2人分）

A
- キヌア…大さじ1
- アマランサス…大さじ1
- 水…200cc

B
- 春菊（葉）…1束分
- ちりめんじゃこ…大さじ1
- 塩こんぶ…大さじ1
- 酢…大さじ1
- 洗いごま…小さじ2

つくり方

1 Aを小鍋に入れ火にかけ、沸騰したら弱火にして10分ほど水気がなくなるまで煮詰め、粗熱を取っておく（途中で水分がなくなったら適宜水を足す）。

2 ボウルに**1**とBを入れ、全体を合わせ、器に盛り付ける。

オススメ食材

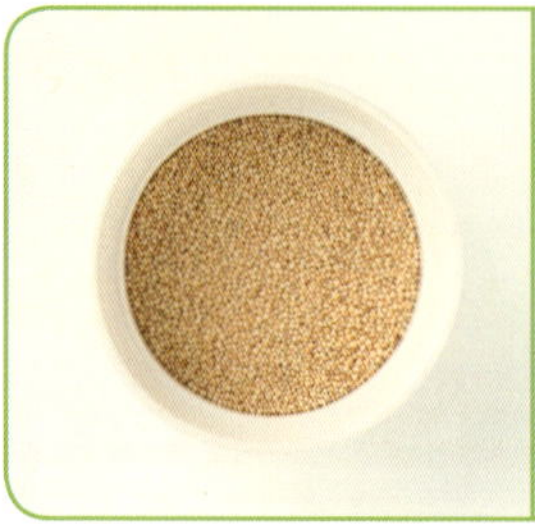

「アマランサス」

NASAがスーパーフードとして認めるキヌア同様、アマランサスはWHO（世界保健機関）が「未来の食物」と称するほど栄養価の高い穀物です。

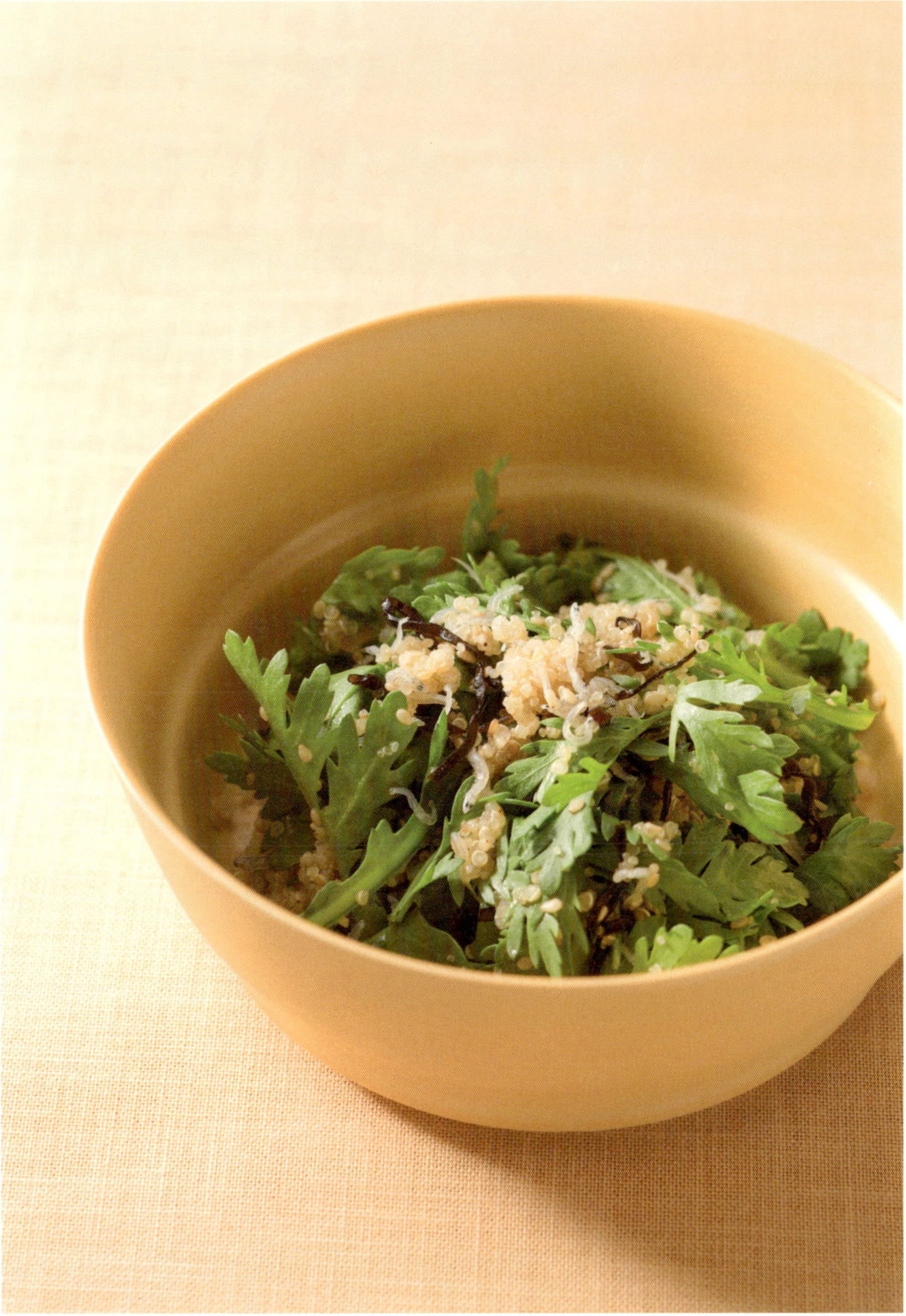

糸寒天とスプラウトのサラダ

1人分　エネルギー: **188kcal**　糖質: **2g**

ヘンプシードナッツとヘンプシードオイルをコクに活用。発芽野菜（スプラウト）は食べるサプリといわれるほどビタミン、ミネラルが豊富。季節を問わず安定価格で手に入るのも魅力。

材料（2人分）

糸寒天（スープ用）…10g

A
- レッドキャベツスプラウト…1パック
- ヘンプシードナッツ…大さじ2
- ヘンプシードオイル…大さじ1
- ポン酢…大さじ1

つくり方

1 糸寒天はたっぷりの水につけ2分ほど置き、水気を絞る。

2 ボウルに1とAを入れて全体を合わせ、器に盛りつける。

オススメ食材

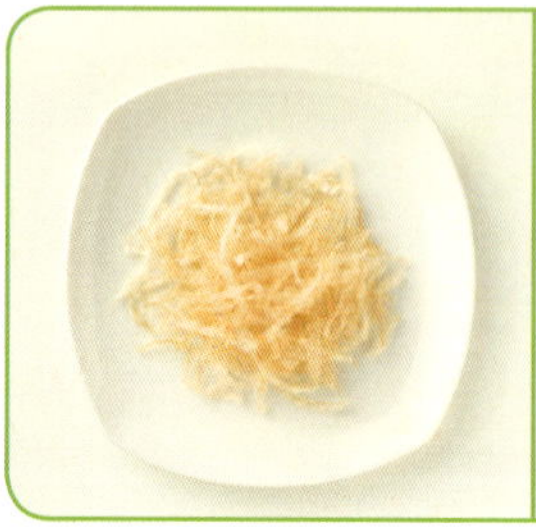

「糸寒天」

スープ用など短くカットされた糸寒天は、腸内環境を整える食物繊維の宝庫。買い置きでき、さっと水に戻すだけで、サラダや酢の物など手軽においしく楽しめます。

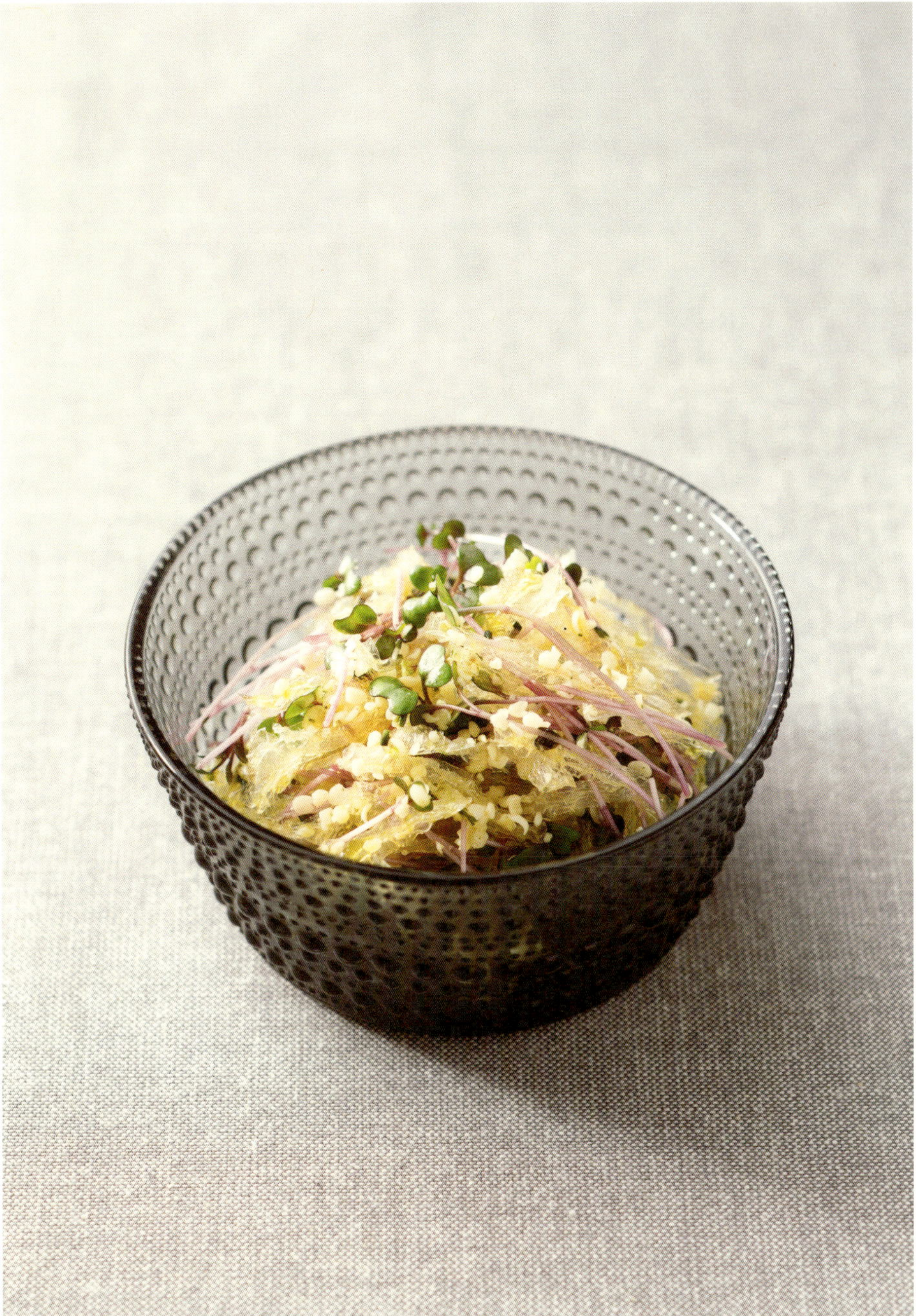

豆腐とブロッコリーのポタージュ

1人分　エネルギー：**206kcal**　糖質：**4.9g**

野菜と豆腐をフードプロセッサーにかけ、小麦粉なしでポタージュ風の濃度を楽しみます。クルトンの代わりにヘンプシードナッツでコクと栄養をプラス。野菜は季節の好みのもので多彩に楽しんで。

材料（２人分）

A
- 絹豆腐…１丁（300g）
- ブロッコリー（塩ゆで）…６房
- 水…300cc

コンソメの素…１個（５g）

天然塩…適量

B
- ヘンプシードナッツ…大さじ１
- ヘンプシードオイル…小さじ２
- 粗びき黒こしょう…適量

つくり方

1 Aをフードプロセッサーやミキサーにかけ、なめらかにする。

2 **1**とコンソメを鍋に入れ火にかけ、沸騰したら弱火でコンソメを溶かす。塩で味を整え、器に盛り付け、Bをトッピングする。

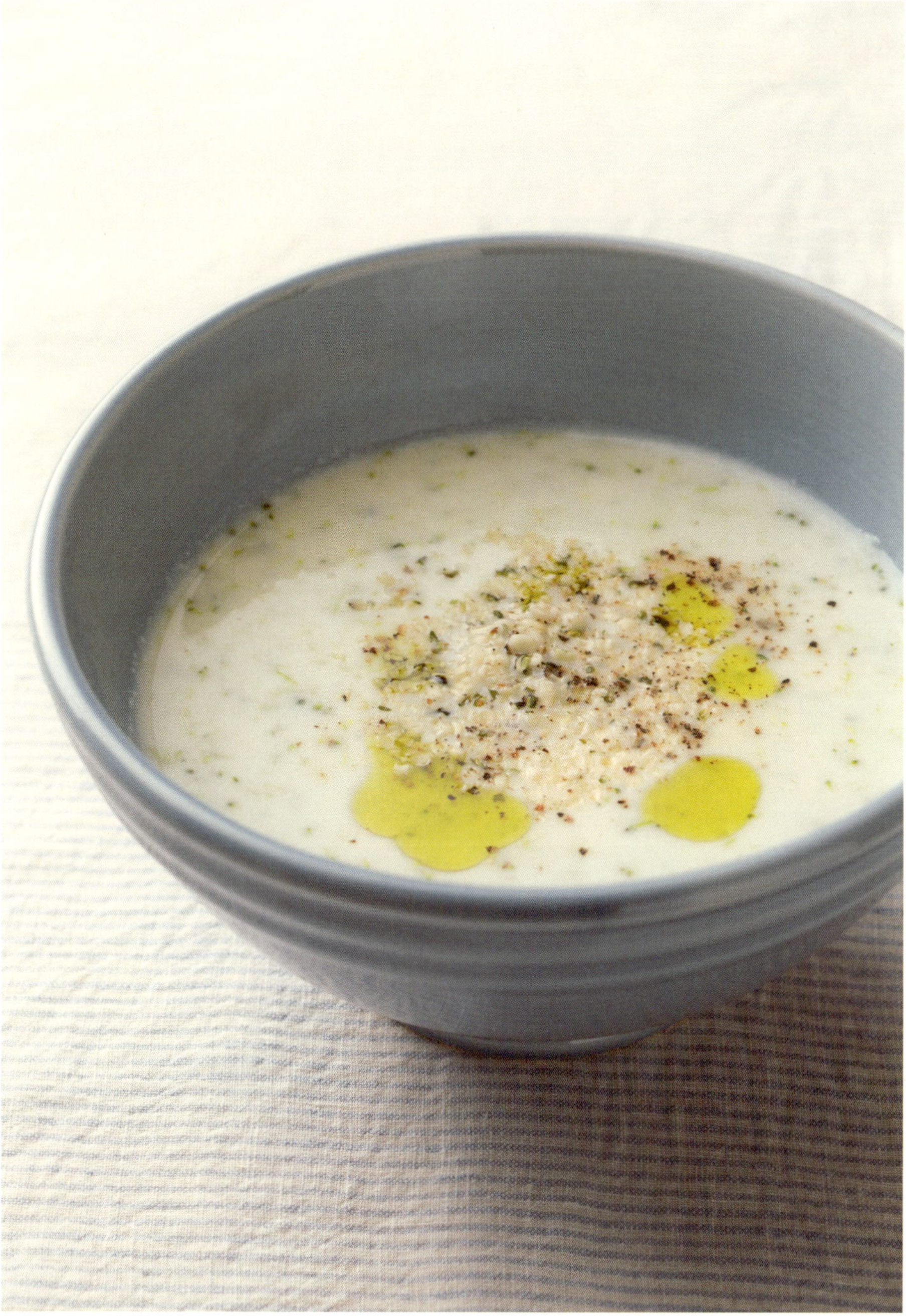

骨付きチキンの豆乳シチュー

1人分 エネルギー：**407kcal** 糖質：**5.7g**

小麦の代わりにオオバコパウダーでとろみを、牛乳の代わりに豆乳でコクをプラスし、きのこやブロッコリーもたっぷり加えたボリューム満点の1皿。

材料（2人分）

鶏手羽元…6本（400g）

A ┬ 天然塩…小さじ1/2
└ こしょう…少々

ブロッコリー（塩ゆで）…6房

B ┬ 玉ねぎ（薄切り）…50g
├ しめじ（小房に分けて）…1パック（100g）
└ にんにく（粗みじん切り）…小さじ1/2

C ┬ 水…300cc
└ コンソメの素…1個（5g）

D ┬ 無調整豆乳…200cc
└ オオバコパウダー…小さじ1

オリーブオイル…小さじ2

天然塩、こしょう…少々

E ─ パセリのみじん切り、粗挽き黒こしょう…適量

つくり方

1 鶏手羽元は表面を水洗いし、水気をキッチンペーパーなどで拭き取り、Aをまぶして15分ほど置いておく。

2 鍋を火にかけ、オリーブオイルを入れてなじませたら、Bを入れ、塩、こしょうを全体にふりかける。中火で2〜3分炒め、香りが出てきたら、1の鶏肉とCを加え、蓋をして中火〜弱火で15分ほど、アクを取りながら鶏肉に火を通す。途中で水分がなくなったら適宜水を足す。

3 2にDを加えたら火を止め、全体を合わせたら、器に盛り付け、Eをトッピングする。

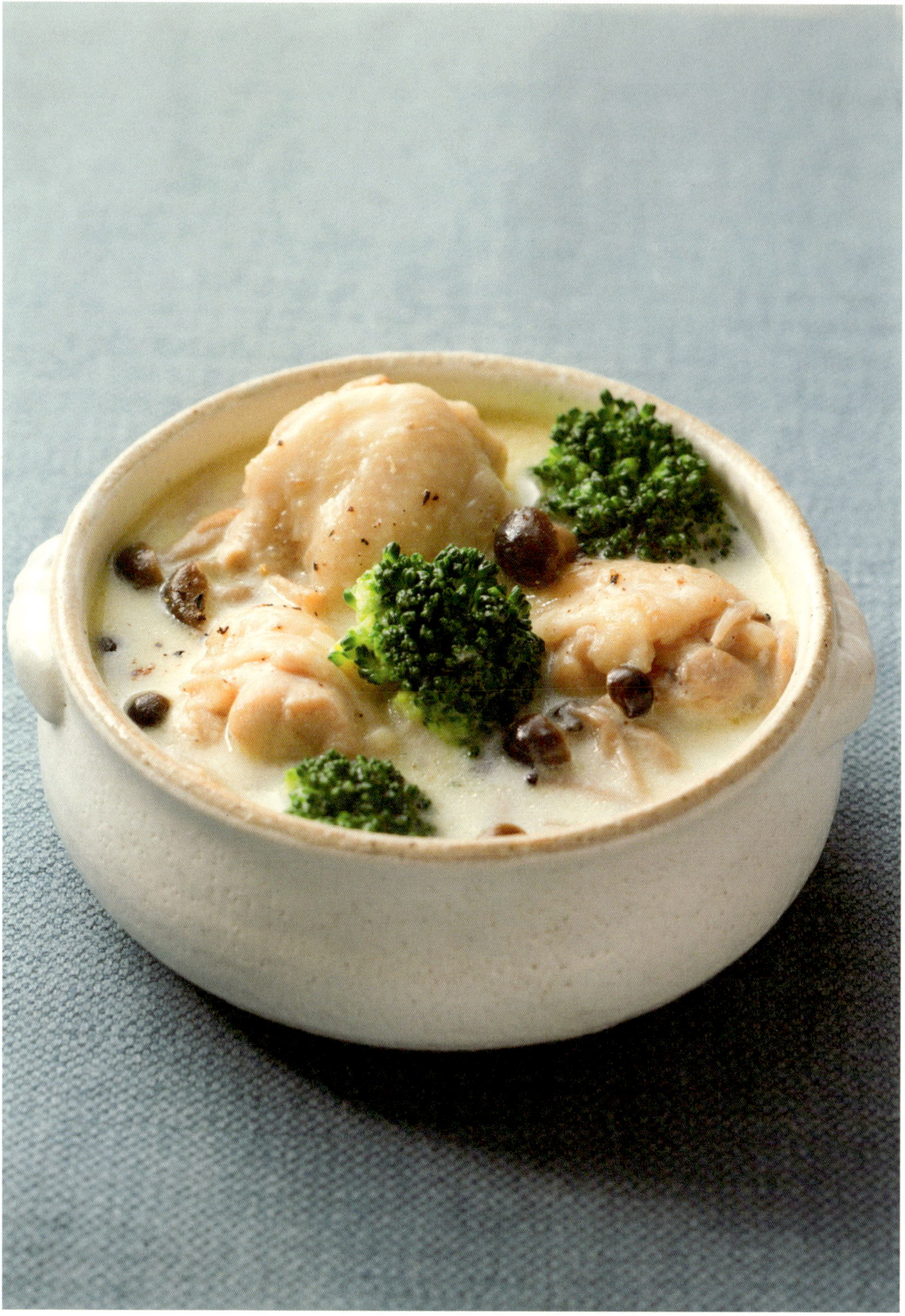

さばとトマトのスープカレー

1人分　エネルギー: **191kcal**　糖質: **6.2g**

オメガ3系脂肪酸、ミネラル、たんぱく質たっぷりのさば缶に、ターメリックの風味とトマトの色素をプラスし、おいしく抗酸化対策できます。

材料（2人分）

さば水煮缶詰(150g)…(身のみ) 2缶分

A
- カレー粉…小さじ2
- クミン(粒)…小さじ1/2
- にんにく(粗みじん切り)…小さじ1
- しょうが(粗みじん切り)…小さじ1
- ココナッツオイル…大さじ1

B
- 水煮トマト…200cc
- 水…200cc
- コンソメの素…1個(5g)
- マッシュルーム…4個

ブロッコリー(塩ゆで)…6房
天然塩…適量
一味唐辛子…適量

つくり方

1 鍋にAを入れ火にかけ、香味野菜が香ってきたら、Bとさば水煮缶のさばの身を入れる。強火にして沸騰したら2～3分煮込み、ブロッコリーを加える。

2 塩で味を整え、一味唐辛子で好みの辛さに整えたら、器に盛り付ける。

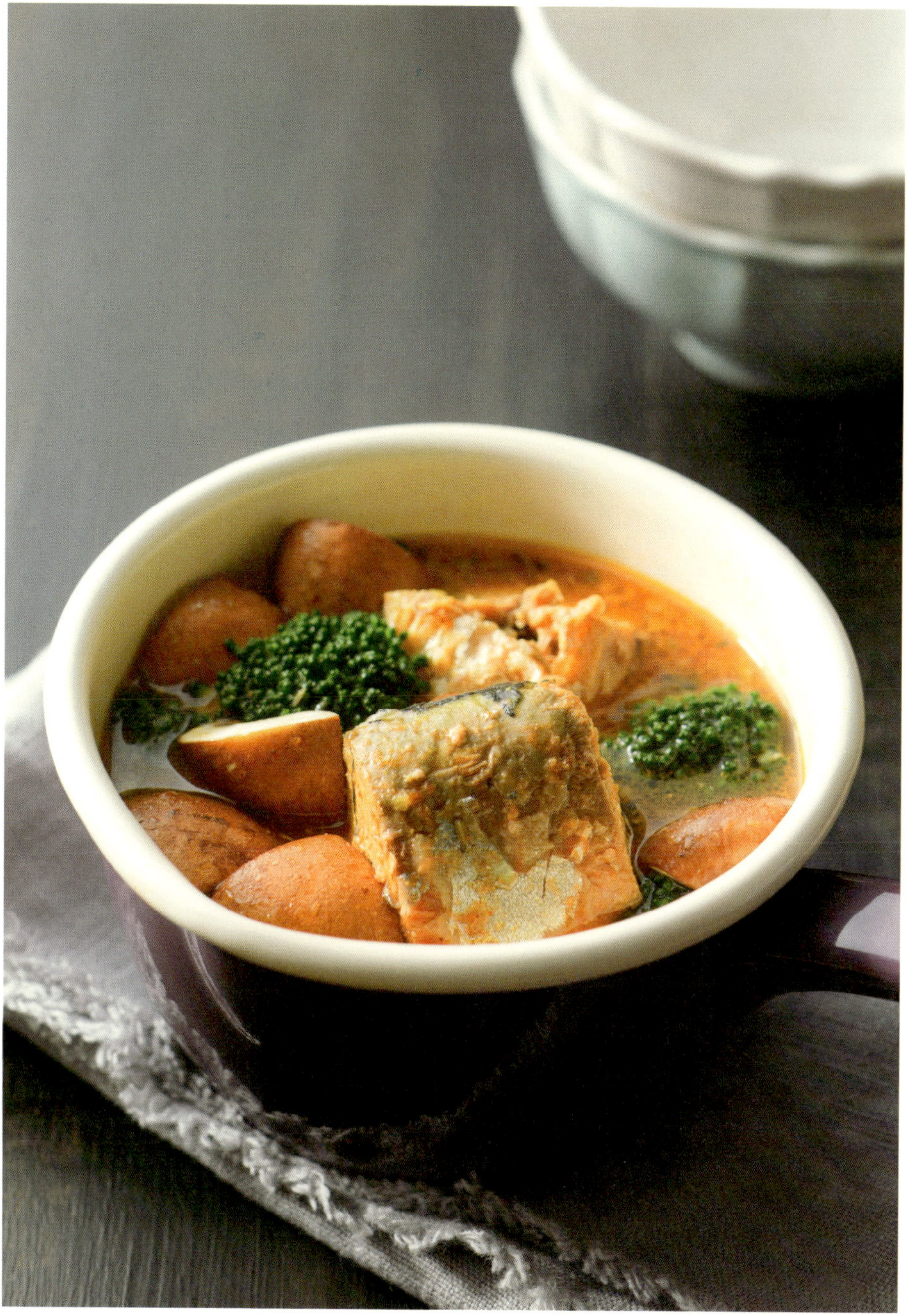

チアシードの冷汁

1人分 エネルギー:**121kcal** 糖質:**4.4g**

食物繊維やオメガ3脂肪酸が豊富なスーパーフード、チアシードを戻してとろみとして活用。チアシードのオメガ3脂肪酸は熱に弱いので、加熱せず、冷製スープで楽しみましょう。

材料(2人分)

A ┬ チアシード…大さじ1
　└ ミネラルウォーター…大さじ2
きゅうり…1本
洗いごま…大さじ1
熟成みそ…大さじ1
ほたての水煮缶…1缶(100g)
B ┬ ミネラルウォーター…300cc
　└ 氷…適量
一味唐辛子…適宜

つくり方

1 Aを混ぜ合わせ20分ほど置いておく。きゅうりを薄い輪切りにし、塩水(分量外)につけて10分ほど置き、水気を軽く絞ってしんなりさせておく。

2 すり鉢に洗いごまを入れ軽くすり、熟成みそを加えてさらにすり合わせたら、ほたての水煮缶を汁ごとと、Bを加える。全体をさっと合わせたら器に盛り付け、**1**のきゅうりとAをトッピングする。一味唐辛子で好みの辛さに整える。

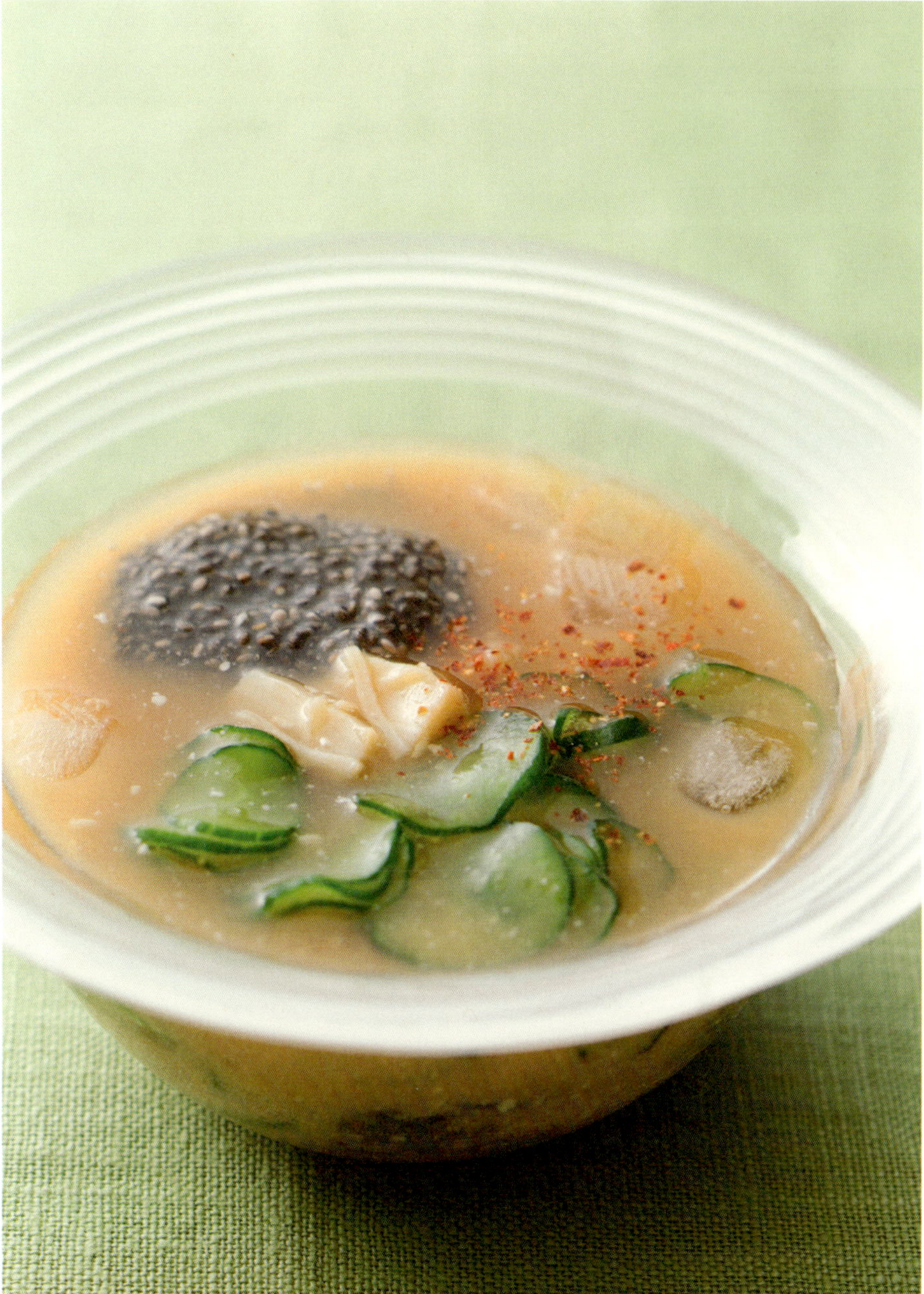

グルテンフリークッキー

1枚分　エネルギー：33kcal　糖質：2.4g

メイプルシロップのやさしい甘みが印象的なクッキー。上新粉にアーモンドプードルを加えることで風味を豊かにし、サクサク食感に仕上げました。

材料（つくりやすい分量：約4cm型20枚分）

上新粉…大さじ4
アーモンドプードル…大さじ4
天然塩…ひとつまみ
メイプルシロップ…大さじ1
太白胡麻油（またはココナッツオイル）…大さじ1
無調整豆乳…大さじ1

＊オーブンを160度に予熱しておく。

つくり方

1 ビニール袋に粉類をすべて入れ、液体類を加えてひとまとまりになるまでもむ。
2 薄さ5mm程度にのばし、型抜きをする（生地を均等に焼くために数箇所穴を開けるか、パン用のガス抜きめん棒で少し凹凸をつけると膨らみにくい）。
3 160℃のオーブンで10分焼く。

＊米粉でもつくれますが、上新粉のほうが少しやわらかく、米粉のほうが少し硬めに仕上がります。
＊太白胡麻油を使うとシンプルな味わいに、ココナッツオイルを使うとココナッツの香りがほのかにします。ココナッツオイルを使用する場合、冬季は調理前に溶かしておきましょう。

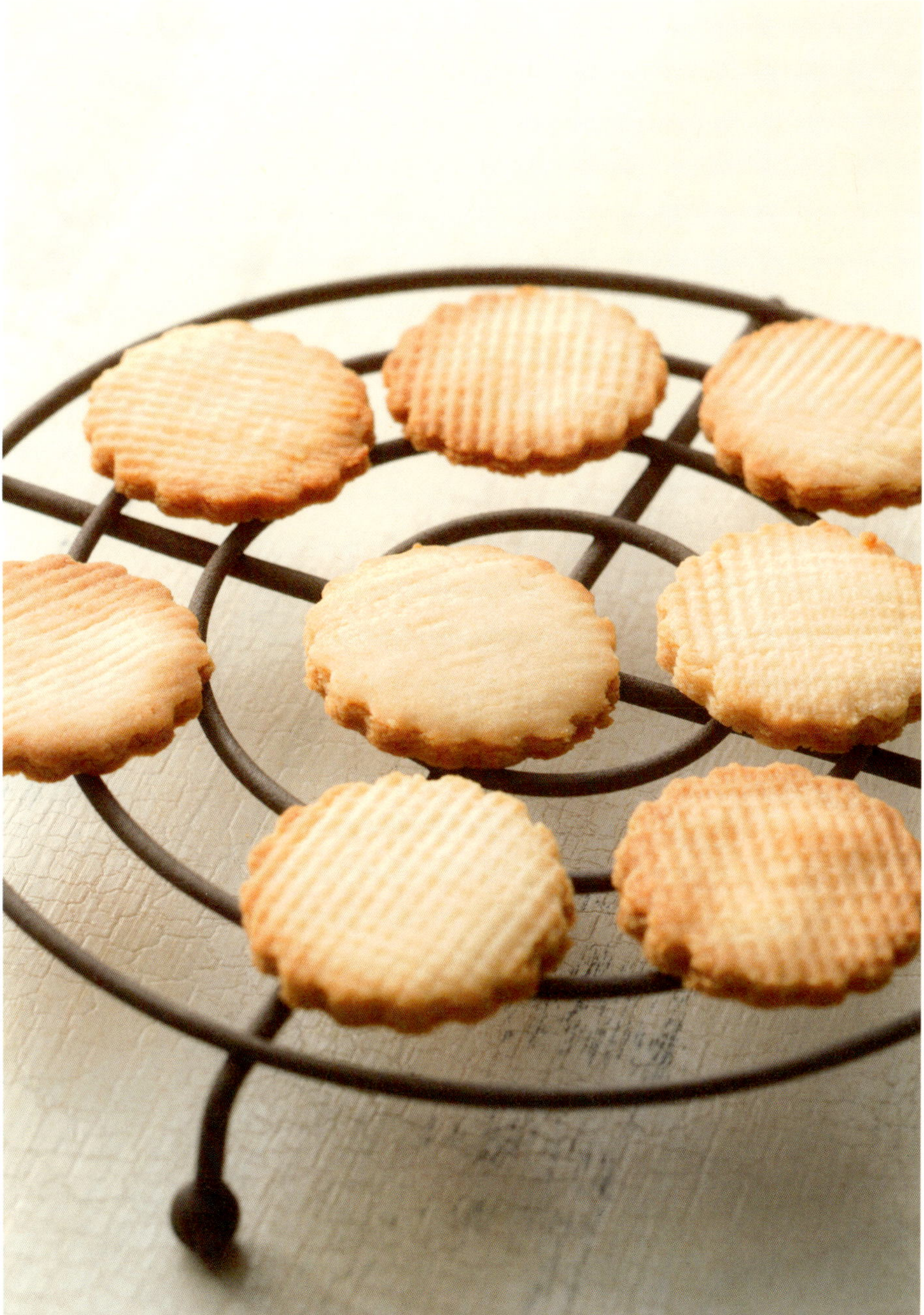

グラノーラバー

1本分 （3×5㎝の大きさで15等分した場合）

エネルギー：**74kcal** 糖質：**3.7g**

スティックサイズのスイーツは、出先での補食や手軽なおやつにも最適です。ナッツとココナッツファインの食感を、チアシードの「むっちり感」がまとめてくれます。

材料（21×14×3㎝のトレー1枚分）

ミックスナッツ…100ｇ
ココナッツファイン…大さじ3
チアシード…大さじ1
メイプルシュガー…大さじ1
はちみつ…大さじ2
ココナッツオイル…大さじ2（全体がしっとりする程度）
天然塩…ひとつまみ

つくり方

1 フードプロセッサーでミックスナッツを細かくする。
2 すべての材料を加えしっとりしたら、オーブンシートを敷いたトレイに平らに敷き詰める。
3 160度のオーブンで20分焼く。
4 粗熱が取れたら温かいうちに好みの大きさに切り分ける（手で崩してもよい）。

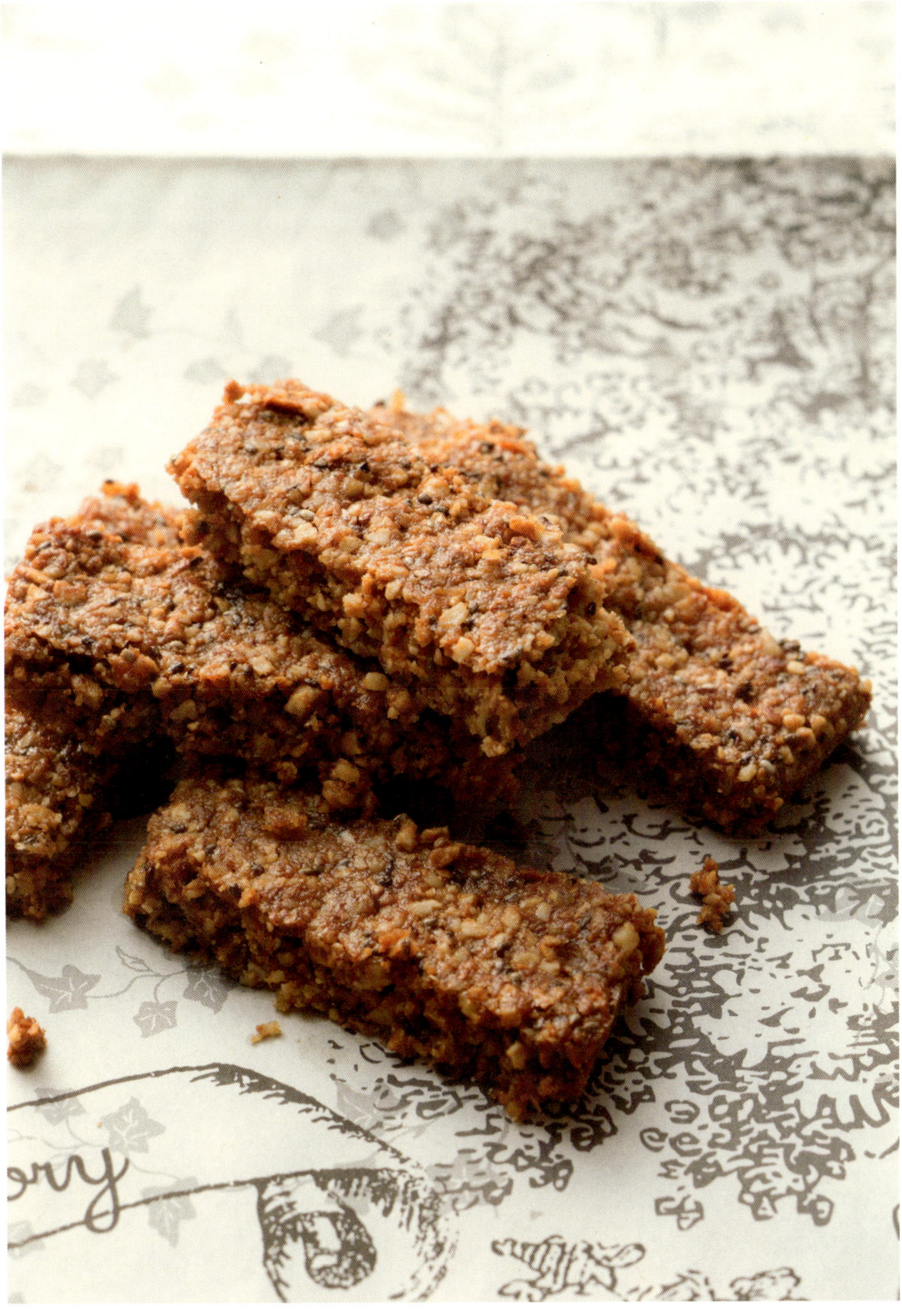

バナナケーキ

1切れ分 (2.5㎝幅で8等分した場合)

エネルギー: **61kcal** 糖質: **5.2g**

米粉とアーモンドプードルを使って、グルテンフリーのパウンドケーキを楽しめます。バナナの自然な甘みだけでつくる、しっとりとした食感がクセになるおいしさです。

材料(20×10×9㎝のパウンド型1台分)

バナナ…1本(100g程度)
卵…2個
米粉…大さじ2
アーモンドプードル…大さじ2

＊オーブンを160度に予熱しておく。

つくり方

1 飾り用のバナナを少し分け(20g程度)、残りはフォークなどでつぶす。
2 バナナに卵を入れ、もったりするまで泡立てる。
3 米粉とアーモンドプードルをふるい入れ、ゴムベラで混ぜ合わせる。
4 パウンドケーキ型にオーブンシートを敷き、型に生地を流し入れる。180度のオーブンで8分焼き、1度取り出してバナナを並べ、再び12分程度焼く(飾りバナナをしない場合は180度で20分程度焼く)。

オススメ食材

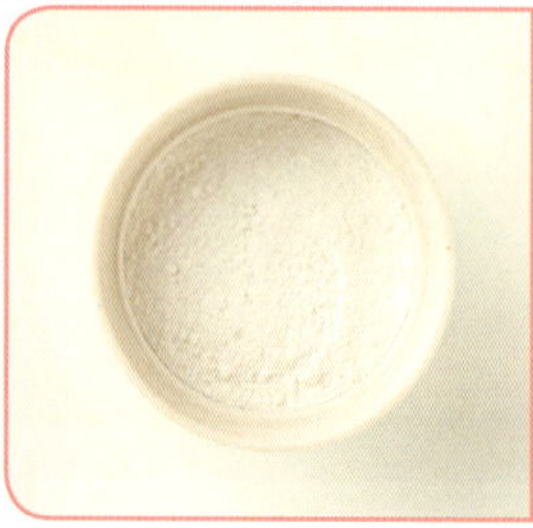

「米粉」

米を粉末にした米粉は、グルテンフリー食材。スイーツづくりの定番材料として小麦粉の代わりに使えます。

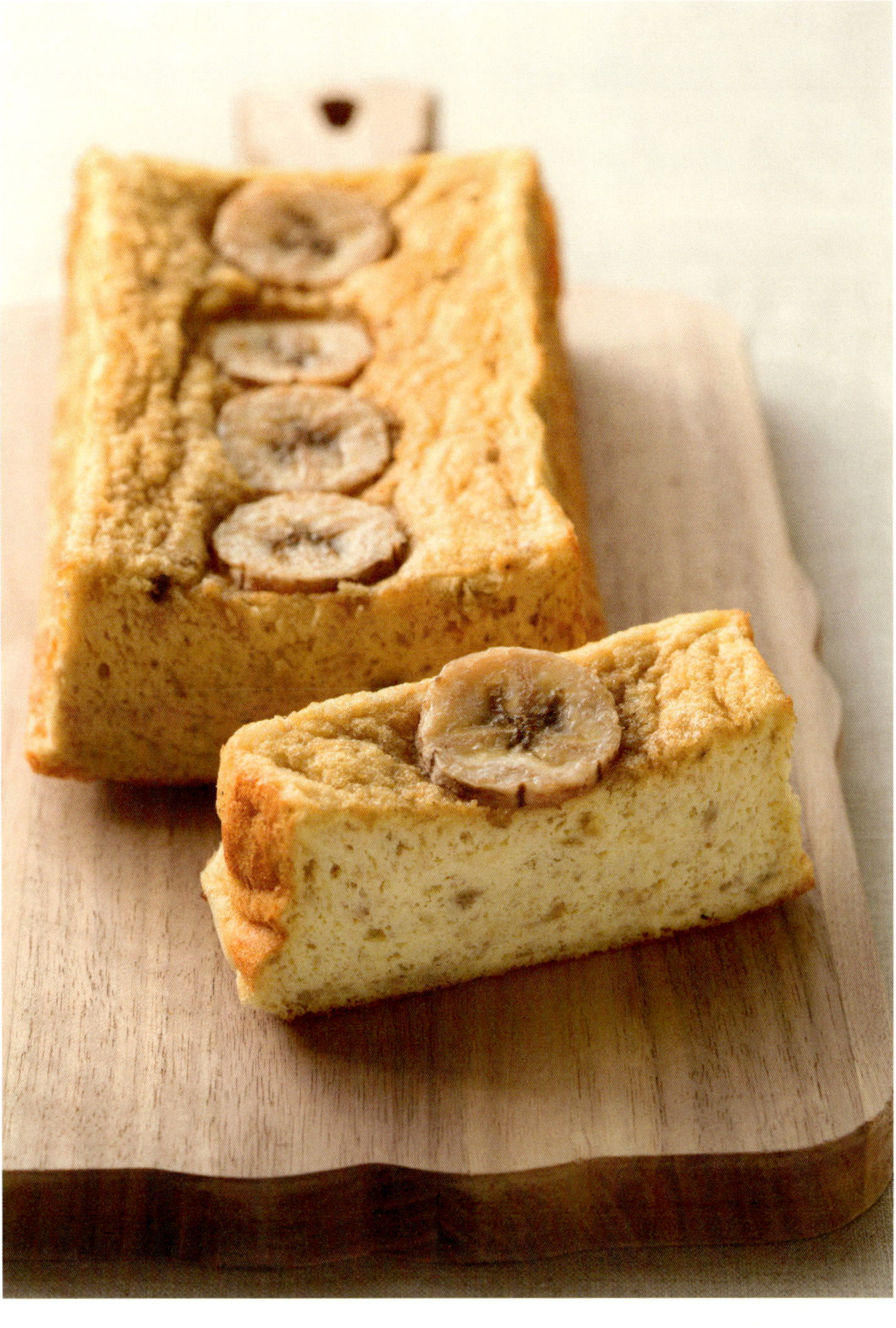

キャロットケーキ

1切れ分　(2.5cm幅で7等分した場合)エネルギー：**239kcal**　糖質：**21.3g**

にんじんの自然な甘さのなかに、スパイスをきかせた味わい深いキャロットケーキ。ナッツの香ばしさも加わって、朝食はもちろんワインにも合う一品。

材料
(17×6.5×4.5cmの紙パウンド型1台分)

にんじん…1本
(皮をむいた状態で120g程度)
キウイ…1/2個(50g程度)
米粉… 大さじ10
アーモンドプードル…大さじ3
ベーキングパウダー…小さじ1/2
シナモンパウダー…小さじ1/2
ナツメグパウダー…小さじ1/2
クミンパウダー…少々(お好みで)
卵…1個
メイプルシュガー
(またはパームシュガー)…大さじ4
ココナッツオイル
(または太白胡麻油)…大さじ5
レーズン…20g
くるみ…20g(細かくして軽くロースト)

＊オーブンを180度に予熱しておく。

つくり方

1 にんじんは皮をむきフードプロセッサーで細かくする(水分が出ない程度)。
2 キウイも皮をむき、細かく切ってにんじんと合わせておく。
3 米粉、アーモンドプードル、ベーキングパウダー、シナモン、ナツメグ、クミンの粉類を合わせておく。
4 卵にメイプルシュガーを加え、泡立て器で混ぜ合わせ、ココナッツオイルも加えて混ぜ合わせる。
5 にんじんとキウイを加え、ゴムベラで混ぜ合わせる。
6 3とレーズン、くるみも加え全体をよくなじませる。
7 生地を紙パウンド型に流し入れ、平らにしたら180度のオーブンで30〜35分焼く。(金属のパウンド型の場合はオーブンシートを敷いておく)

＊キウイはなくても大丈夫ですが、あるとジューシーに仕上がります。

〈豆腐クリーム(トッピング用)〉

1切れ分　(7等分した場合)エネルギー：**24kcal**　糖質：**4.2g**

材料(ケーキ1つ分)

絹ごし豆腐…100g ／ バニラエッセンス…少々 ／ レモン汁…少々 ／ メイプルシロップ…大さじ2

つくり方

1 絹ごし豆腐をザルの上に置き、上から1〜2時間重し(ボウルに氷水を入れる等)をして水を切る。
2 水切りした豆腐にバニラエッセンス、レモン汁、メイプルシロップを加え泡立て器で滑らかになるまで混ぜ合わせる(少し粒が残るので気になるようならミキサーで滑らかにする)。

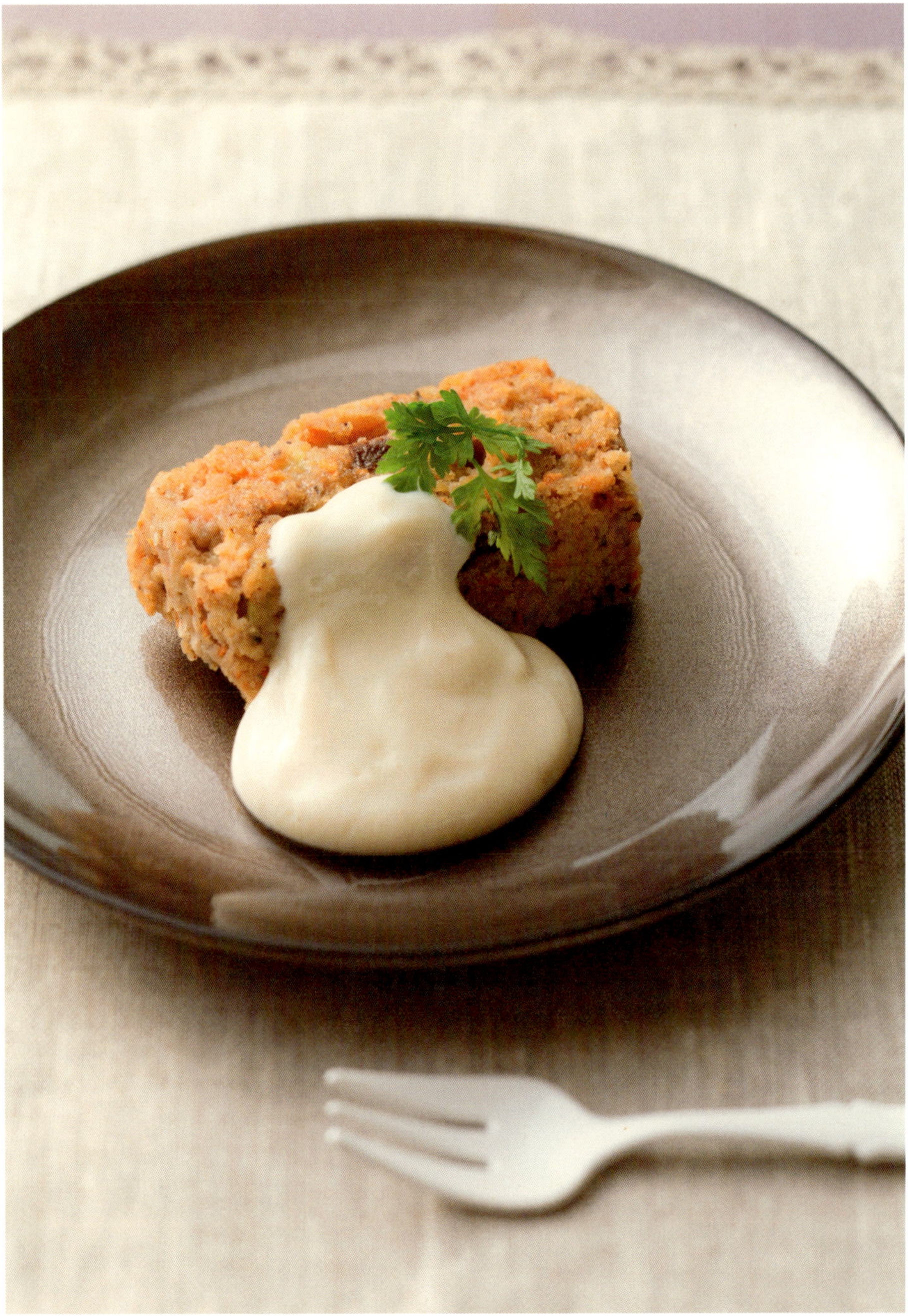

豆乳甘酒プリン

1個分　エネルギー：**66kcal**　糖質：**12.3g**

麹の甘酒の発酵パワーに豆乳のたんぱく質をプラス、食べるほど元気になれるプリンに仕上げました。ビタミン、ミネラル豊富な自然の甘みも楽しんで。

材料（約100ccのカップ6個分）

甘酒（米麹）…200cc ／ 水…200cc ／ 無調整豆乳…160cc ／ はちみつ…大さじ2 ／ 板ゼラチン…10g

つくり方

1 甘酒、水を粒がなくなる程度ミキサーにかけ、豆乳を加える。

2 1を小鍋に移し、軽く煮立たせたら、はちみつを加え混ぜ合わせる。

3 水（分量外）でふやかしたゼラチンを加えて溶かし、容器に入れて冷蔵庫で冷やし固める。

4 お好みでフルーツをのせたり、メイプルシロップをかけて甘みを調整をする。

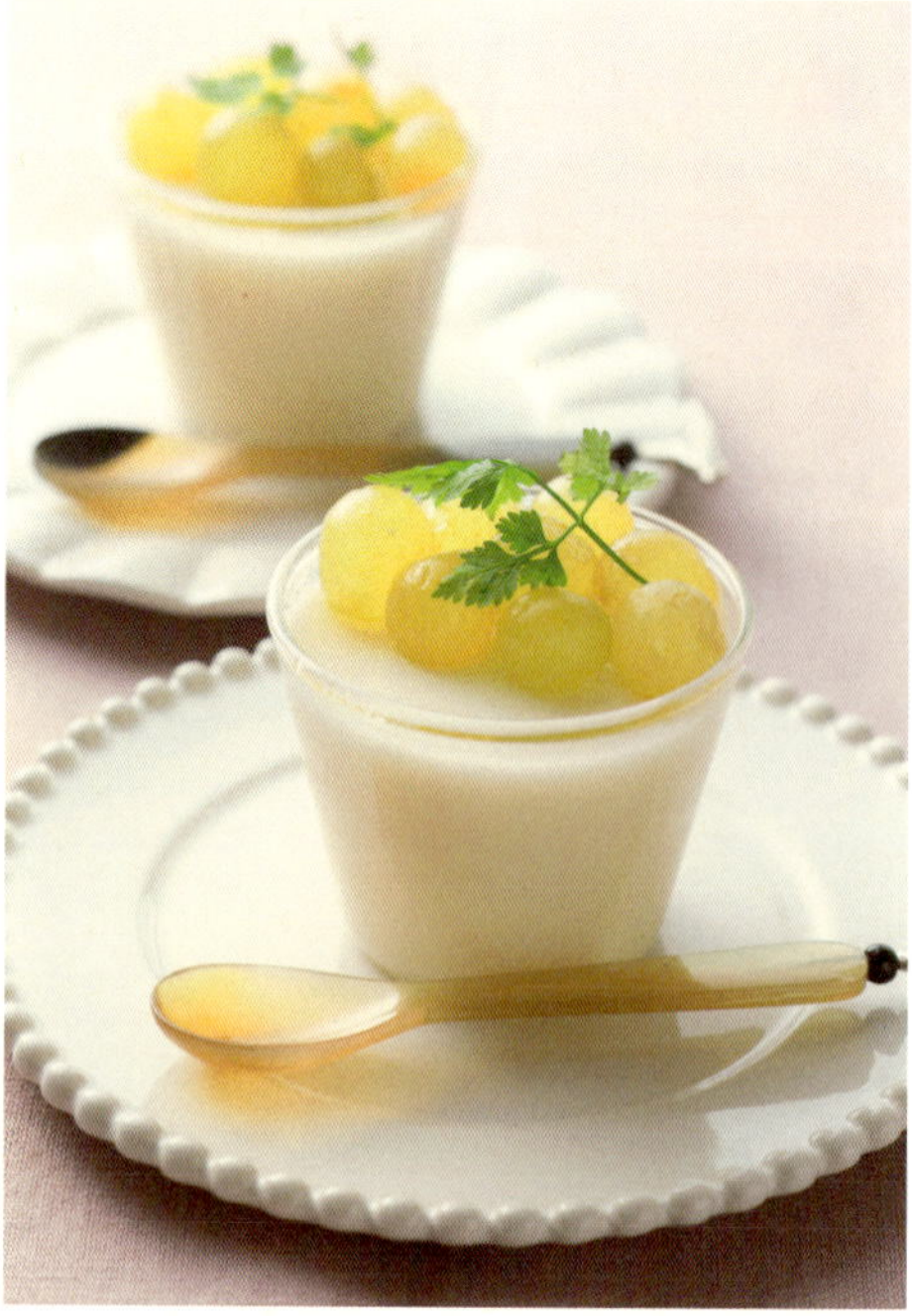

甘酒シャーベット

1個分 エネルギー: 20kcal 糖質: 4.5g

ノンシュガーの甘酒と季節の果物でつくれるさっぱりシャーベットは、常備しておきたい、やさしい味わい。麹のパワーで腸内環境を整えましょう。

材料（約100ccのカップ6個分）

甘酒（米麹）…100cc ／ 桃（またはお好みのフルーツ）…100g ／ レモン汁…少々

つくり方

1 すべての材料をミキサーで攪拌《かくはん》する。

2 冷凍庫で2時間以上凍らせる。

＊フルーツは、りんごやブルーベリーなど（同量）でもつくれます。
＊甘みが少ないフルーツははちみつ（分量外）をかけて調整できます。甘みが強いものはレモンを多めにすると味が締まります。

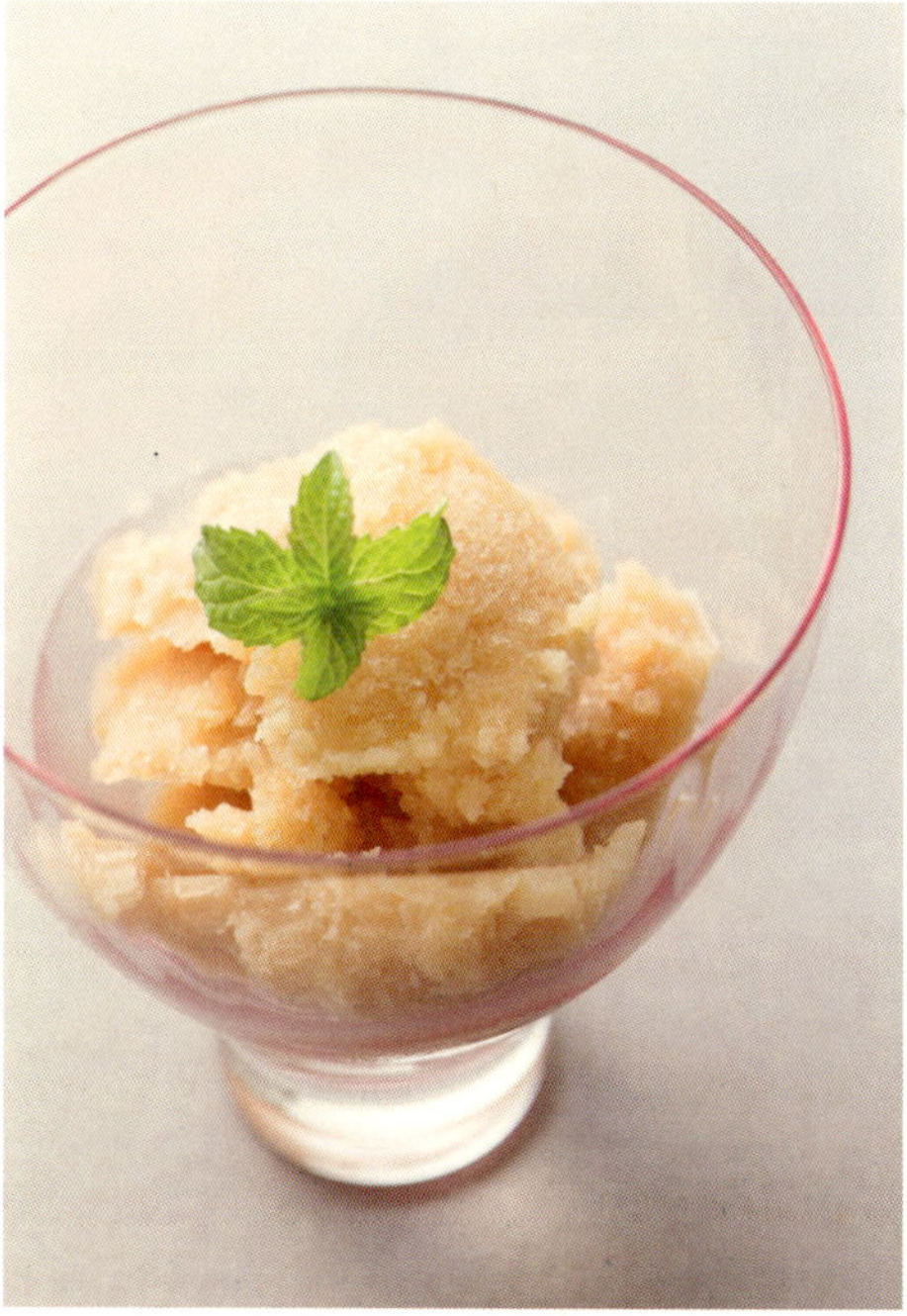

オーソ流 グルテンフリーのおすすめ食材

日本でもさまざまなグルテンフリー食材が手に入るようになってきました。ただし、市販されているもののなかには、グルテンは含まれていなくても、ほかの添加物に問題がある場合がありますので注意が必要です。

たとえば、パンやクッキーなどに使われている油脂が植物油脂(リノール酸)であれば、酸化が心配です。また、マーガリンやショートニングは、海外では使用が規制されている国もあるトランス脂肪酸が含まれているため、健康のためには避けたほうがいいでしょう。そのほかにも、ベーキングパウダーに含まれているアルミニウムや、人工甘味料や香料などの食品添加物が入っているものがあるかもしれません。

健康のためのグルテンフリーをおいしく長く続けていくために、できるだけ添加物のない、安心・安全な食材を選んでいきましょう。

めん類

オーガニック レッド レンティル(赤レンズ豆) フジッリ 250g

カスターニョ

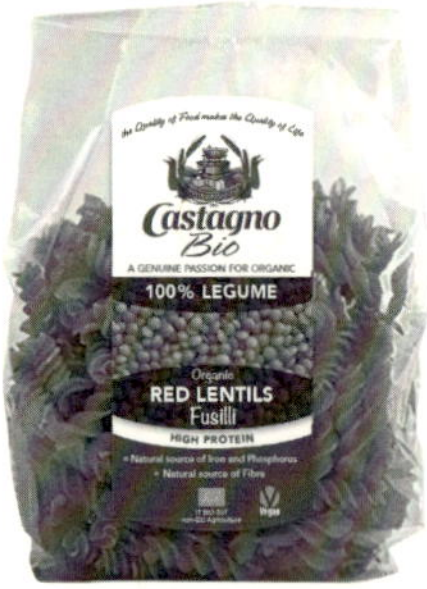

有機の赤レンズ豆のみからつくられたショートパスタ。たんぱく質、鉄、リン、食物繊維が含まれており、バランスよく栄養をとりながら、豆本来の味が楽しめます。ソースをかけたり、サラダに加えてもおいしい。有機JAS認定品。

めん類

グルテンフリーパスタ No.5(1.7㎜)

バリラジャパン

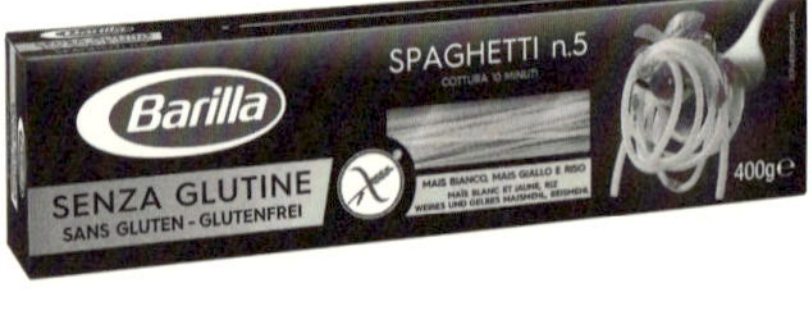

イタリアNo.1のパスタメーカーが、140年の技術をもとにつくったグルテンフリー製品です。黄とうもろこし・白とうもろこし・米粉の3種をバランスよく配合し、従来品のパスタと同様のアルデンテとおいしさを実現。小麦を使ったパスタと食べ比べても差がわからないほどです。

パンケーキミックス

ドクターズ ナチュラル レシピ ナチュラルクレンズ パンケーキ 400g

アンファー

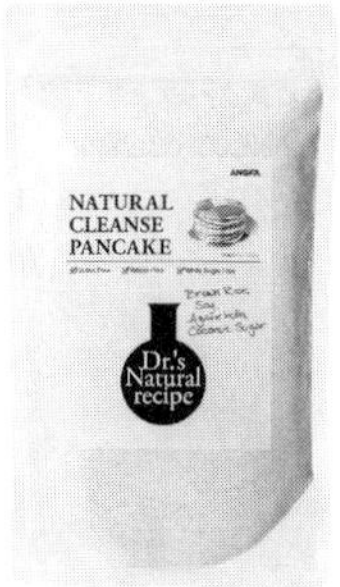

グルテンフリー、アルミニウムフリー、無添加の体にやさしいパンケーキ。ココナッツシュガーを使用することで、通常のパンケーキと比べて30%ほど糖質をカット。1食(100g)に1日分の食物繊維が含まれており、腸内環境を整えるのにも役立ちます。

めん類

こまち麺 200g

波里

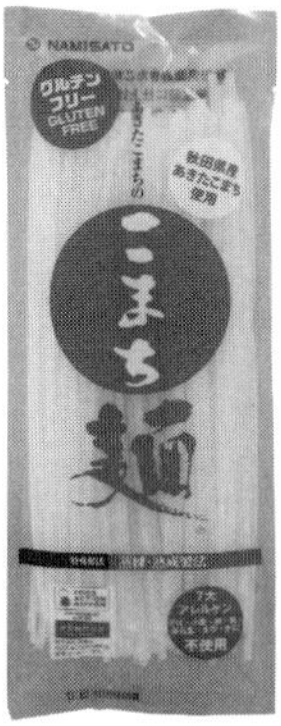

国産の米粉(あきたこまち)からつくられた半生麺。コシが強く、もちもちした食感が特徴で、うどんやそば、そうめんのほか、パスタの代わりとしても楽しめます。7大アレルゲン不使用。

カゼインフリー

豆乳グルト プレーンタイプ 400g

マルサンアイ

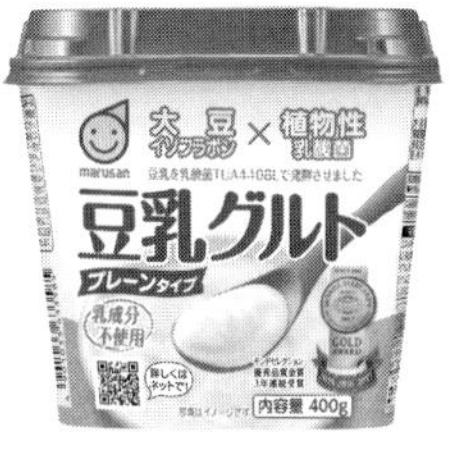

豆乳を、長野県木曽地方の伝統発酵漬物「すんき漬け」から発見した植物性乳酸菌、TUA4408L菌で、発酵させた発酵食品。コレステロール0%、砂糖不使用、乳成分不使用。ヨーグルト風の食感を楽しみながら、グルテンフリー・カゼインフリーが叶います。

調味料

オーガニックたまり 360ml

丸又商店

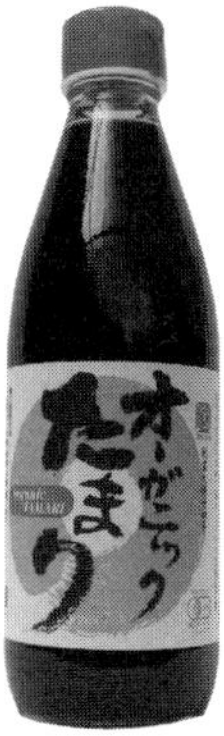

小麦を一切使わずにつくられた、大豆100%のたまりしょうゆ。大豆は有機JAS認定のものを使用。濃厚な味わいは、刺身しょうゆのほか、料理の味付けなどにも大活躍。小麦アレルギーの人も安心して使えます。

カゼインフリー

オーガニック
アーモンドミルク 1L

プロヴァメル

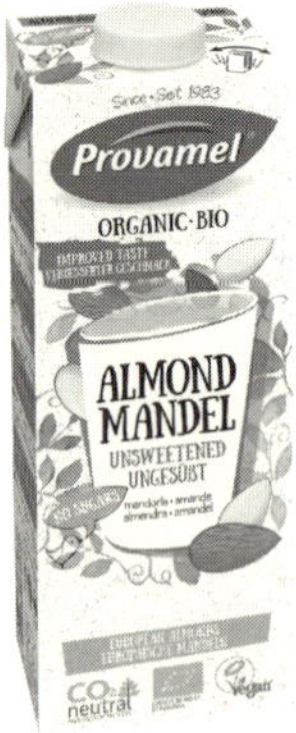

良質な有機アーモンドでつくられた、香ばしいアーモンドの味がするおいしいアーモンドミルクです。乳成分は含まれておらず、ムースやゼリーなど、牛乳代わりにお菓子に使うのにもピッタリ。有機JAS認定品。

カゼインフリー

オーガニック
豆乳飲料 1L

プロヴァメル

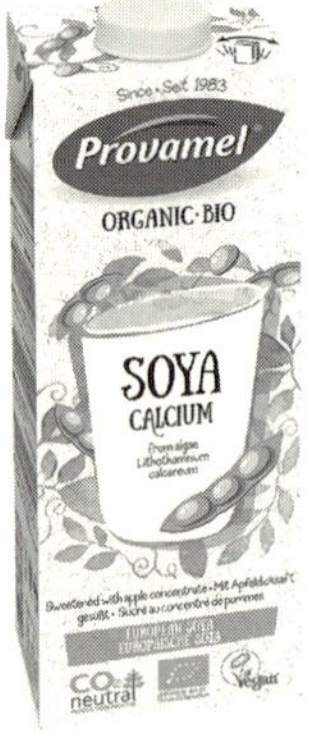

原料の大豆は遺伝子組み換えでなく、着色料、保存料不使用の有機JAS認定品。厳選された有機大豆に有機りんごエキスが入ったおいしく飲みやすい豆乳飲料です。コレステロースゼロ。麦芽などが添加された豆乳飲料には、グルテンが含まれている可能性があります。

カゼインフリー

オーガニック
ココナッツミルク 400ml

レインフォレストハーブ

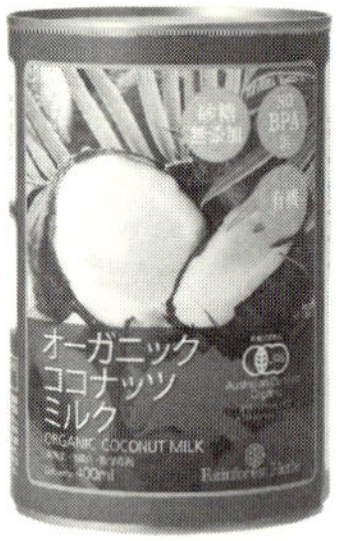

熟したココナッツの種子の内側に形成される固形胚乳を低温圧搾してつくった液体です。ココナッツ同様、食物繊維をはじめ、カリウム、マグネシウムなどのミネラル、体内ですばやくエネルギーに変わる中鎖脂肪酸を豊富に含みます。無精製、無防腐剤で安心。

カゼインフリー

にほんの米乳
プレーン 150g

白州屋まめ吉

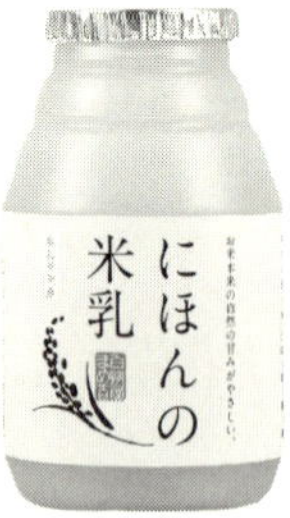

砂糖不使用の国産ライスミルク。ライスミルクの原料には玄米と白米がありますが、白米を使うことでやさしい味わいに。米が原料になるため糖質は若干高めですが、低カロリーで低脂肪。7大アレルゲンも含まれていません。

3章

これなら続けられる！ グルテンフリーの実践ヒント

大柳珠美

いつもの食事をグルテンフリーに置き換えるには？

外食やコンビニ食材でも実践できるの？

グルテンフリーを無理なく続けるための
ヒントをご紹介します

いつもの小麦を「置き換える」だけでいい

2章ではグルテンフリーのさまざまなレシピをご紹介しましたが、なかなか料理をする時間をとれないという人もいるかと思います。そこでこの章では、忙しくても実践できるグルテンフリー生活のヒントをお教えしていきましょう。

グルテンフリーの基本は、とにかくグルテンが含まれる小麦製品を避けること。そのもっとも手軽な方法は、小麦製品をグルテンフリーの食材に置き換えることです。

たとえば、めんの代わりにしらたきを、パンの代わりに油揚げや高野豆腐を使うことで、グルテンフリーは簡単に実現できます。

また、市販されているグルテンフリーの食材（パスタやめん、粉など）を使うのも、ひとつの方法です。

こうしたコツをつかめば、思ったほどグルテンフリーが難しくないことがおわかりいただけると思います。ここでは置き換えの際のヒントとして、「グルテンフリーのお手軽レシピ」を紹介します。食材選びの参考にしてください。

グルテンフリーのお手軽レシピ

「グルテンフリーって大変そう」と思っていませんか？　実は、小麦粉製品をグルテンフリー食材に置き換えるだけで簡単にできるのです。ここではそのコツを取り入れたお手軽レシピをご紹介します。

パンの代わりにレタスを使った「レタスバーガー」

〈材料〉

レタス…３枚

ハンバーグ…１個

A┬トマト：１枚(輪切り)
　├マヨネーズ(α－リノレン酸を含む「アマニ油マヨネーズ」もおすすめ)…適宜
　└ケチャップ…適宜

〈つくり方〉

1 市販のハンバーグとAをレタスで包む。

パンの代わりに高野豆腐を使った「オープンサンド」

〈材料〉

高野豆腐…１枚

A┬ミニトマト…１個(４等分)
　├バジル…１～２枚(ちぎる)
　├オリーブ油…小さじ１
　└天然塩…少々

〈つくり方〉

1 高野豆腐を水で戻し、フライパンで両面、素焼きにする。

2 高野豆腐の上にAをトッピングする。

ピタパンの代わりに油揚げを使った

「油揚げのピタパン風」

〈材料〉

油揚げ…1枚

A┬レタス…2枚
 ├きゅうり(薄切り)…6枚
 ├ハム(添加物の少ないもの)…2枚
 └マヨネーズ(α−リノレン酸を含む「アマニ油マヨネーズ」もおすすめ)…小さじ2

〈つくり方〉

1 油揚げを熱湯でゆでたあと、フライパンで両面、素焼きにする。

2 油揚げを袋状に開き、Aをサンドする。

パスタの代わりにしらたきを使った

「塩昆布としらすの和風パスタ風」

〈材料〉

しらたき…1パック

A┬塩昆布…ひとつまみ
 ├ちりめんじゃこ…大さじ1
 └めんつゆ…少々

〈つくり方〉

1 熱湯でゆでたしらたきに、Aを混ぜる。

ラーメンの代わりにしらたきを使った

「しらたきタンメン」

〈材料〉

しらたき…１パック

ミックス野菜…１パック

ラーメンスープの素…１食分

〈つくり方〉

1 しらたきは食べやすい長さに切って、熱湯でゆでてザルに上げる。

2 鍋に**1**と野菜と水を入れ火にかけ、沸騰したら中火で野菜を好みの硬さにまで煮る。

3 ラーメンスープを入れて火を止め、器に盛り付ける。

そうめんの代わりにもずくを使った

「もずくそうめん」

〈材料〉

A ┬ もずく…100g
　 └ かいわれ大根…1/2パック

B ┬ めんつゆ（ストレートタイプ）…適宜
　 ├ しょうが…適宜
　 └ ねぎ…適宜

〈つくり方〉

1 器にAを盛り付け、Bのたれを添える。

「お米」とのつきあい方にはコツがある

「小麦（グルテン）がダメなら、白米を食べればいいんじゃないの？」

このように思われる方もいるかもしれません。しかし、次章で詳しく述べますが、白米には血糖値を上げるという問題があります。「小麦の代わりに米を食べる」ことは、確かにグルテンフリーにはなりますが、それで健康になれるとは限らないのです。

もちろん、お米を完全にゼロにする必要はありません。ある程度のカロリーは必要ですから、いつものごはんを半ライスにするなど控えめにし、その分たんぱく質や脂質でカロリーを補うようにしましょう。

ちなみに、米を粉にしたものに米粉があります。グルテンフリーの代表的な食材であり、この本で紹介したレシピでも米粉を使ったお菓子を紹介しています。

ただし、市販の米粉パンには、もちもち感を出すためにグルテンが添加されているものが少なからずあります。

「お米＝グルテンフリー」ということに、とらわれすぎないことも大切です。

スーパー、コンビニでの食材の選び方

グルテンフリーの食材は、意外にたくさんあります。

スーパーでグルテンフリー食材を買い出しするなら、なんといっても鮮魚売り場がおすすめです。刺身、真空パックのさばやこはだの酢じめ、しらす、ほたてやたこのボイルなどもいいですね。もずくやめかぶのパックも鮮魚売り場で手に入ります。

次に、缶詰と乾物のコーナーへ向かいましょう。さんま、さば、いわし、さけなどの缶詰は、水煮、みそ煮、しょうゆ煮など味のバリエーションも豊富です。

乾物でおすすめなのは、食べる煮干し、かつお節、天日干しのするめです。焼き海苔、とろろこんぶ、カットわかめ、青のりなど、海藻の乾物も買い置きしておきましょう。

食物繊維は、かいわれ大根やブロッコリースプラウトなどの発芽野菜を取り入れると便利。天候に左右されず、一年中、安定価格で手に入ります。そのほかに、キャベツやレタスをちぎるだけ、にんじんや大根は薄切りやスティック状にカットするだけにすれば、鍋やコンロいらずです。刺身こんにゃくやところてんも、日持ちするので買い置きできます。

トマトジュースやにんじんジュースも野菜100％のものを買い置きしておくと、リコピンやカロテンなどの野菜の色素成分を手軽に摂取できます。

オイルは、エキストラバージンオリーブオイルや、ヘンプシードオイル、ココナッツオイル、アマニ油など、良質なものを選びましょう。さらに、洗いごま、ミックスナッツなど種実も買い置きしておきましょう。

卵を買ってゆで卵にしておき、さらに豆腐、納豆、冷凍枝豆、無調整豆乳、蒸し大豆などの大豆製品もストックしておけば、調理いらずのおかずたっぷり食が3食実現します。

またコンビニエンスストアでは、さけ、さばなどの調理済みの焼き魚を1切れずつパック詰めしたものが売られるようになりました。魚の缶詰、しらす、いかの炭火焼などの魚介類を取り扱っているお店もあります。肉料理では、蒸し鶏はコンビニの定番食品となりつつあるようです。ゆで卵やおでんの卵も、コンビニで買えるお手軽食材です。

食物繊維系の食品には、サラダやスティック野菜、焼き海苔、とろろこんぶなどがあります。冷凍食品のコーナーには、枝豆やしめさば、いかそうめんなどの刺身を置いているコンビニもあります。

炒め物や揚げ物など、植物油を使って高温で調理された惣菜ではなく、素材にできるだけ近い、シンプルな食材を組み合わせる感覚で栄養摂取を目指しましょう。

買い置き食材で調理いらず！
1日のグルテンフリーメニュー例

朝食

○ トマトジュース
○ ゆで卵（しらす、青のりをトッピング）
○ 豆腐（かつお節、ちぎった焼き海苔をトッピング）

＊脂質からエネルギーを得る場合は、アマニ油やオリーブオイルを料理やジュースに加える。
＊糖質からエネルギーを得る場合は、季節の果物や冷凍ブルーベリーなどもおすすめ。

昼食

○ 魚の缶詰（1缶）
○ とろろこんぶ汁（とろろこんぶとみそをお椀に入れて熱湯を注ぐ）
○ フレッシュサラダ（蒸し大豆、食べる煮干しをトッピング）
○ カフェオレまたはココア（無調整豆乳を使用）

＊脂質からエネルギーを得る場合は、飲み物にココナッツオイルを加える。
＊糖質からエネルギーを得る場合は、黒米やアマランサス、キヌアなどの雑穀をたっぷり加えて炊いたおにぎりを加える（おにぎりにして冷まして食べることででんぷんの構造が変化し、血糖の上昇がゆるやかになる）。

間食

○ 口さみしい場合……おやつこんぶ（低カロリー）
○ お腹がすいた場合……ミックスナッツ（高カロリー）

夕食

○ パック売りの焼き魚（かいわれ大根を添える）
○ パック売りの蒸し鶏（サラダほうれん草やゆでブロッコリーを添える）
○ 納豆（1パックを焼き海苔1枚で巻く）
○ ところてん
○ きのことわかめのみそ汁（耐熱容器にきのこ、カットわかめ、みそ、水を入れ、ラップをして500wのレンジで2分ほど加熱する）

グルテンフリーでも楽しめる外食メニュー

「グルテンフリーの実践中、外食はできるの？」と不安な思いをされていませんか。それもコツを抑えれば大丈夫。

外食の際はまず、食パン、菓子パン、パスタ、ピザ、ラーメン、焼きそばなど、精製加工された小麦粉がたっぷり使われた主食メニューを避けることです。

1章で説明した「グルテンフリー2週間チャレンジ」中や、主治医から指示が出ている場合は、しょうゆに含まれる微量の小麦や、麦茶、ソテーにうっすらつけられる程度の小麦粉まで避ける必要があります。しかし、多少のグルテン摂取はよしとする「ゆるいグルテンフリー」なら、小麦粉たっぷりの主食メニューを避ければ、イタリアン、フレンチ、和食、中華でも、おいしく食べられる外食メニューはたくさんあります。

《イタリアン・フレンチ》

まず、イタリアンレストランの場合、グルテンフリー実践中に避けておきたいのは、パスタとピザです。このような主食単品メニューではなく、ランチでもディナーでも、魚介のマリネや野菜サラダなどの前菜をはじめ、肉や魚のグリル、オムレツなどの主菜を組み合わせるようにしましょう。満足感のある食事が実現するだけでなく、魚からはオメガ3系脂肪酸（EPA、DHA）、肉からはたんぱく質やビタミンB群や鉄、卵からはコレステロールやレシチンなど、健康維持に欠かせない栄養素がくまなく摂取できます。

イタリアンやフレンチでは、オリーブオイルやバターなど、酸化しにくいナチュラルな油脂が使われるのも魅力です。

イタリアンやフレンチの料理に付け合わせとしてついてくるフォカッチャ、グリッシーニ、バケットなどのパン類は避けておきましょう。パンを食べるとしても、口直しや料理のソースを味わうときに少々楽しむ、くらいにしておきたいところです。

そのほか、イタリアンやフレンチの料理で小麦粉が使われるとしたら、フリットの衣、ポタージュスープに使われるとろみの小麦粉、キッシュに使われるパイ生地、サラダにトッピングされるクルトンなどが挙げられます。これらは、パンやパスタなどに比べると、1食あたりで体に入る小麦粉の量は少ないものです。

グルテンフリーを徹底したいとき、健康目的でゆるやかに実践したいときなど、メリハリをつけ、あまり神経質にならず、外食がたまにであればなおさら、その日そのときで適宜調整しながら、食事を楽しむことも大切にしましょう。

デザートは、ケーキやクッキーなどは小麦粉たっぷりですが、果物でつくるシャーベット、アーモンドの粉でつくるマカロン、カカオたっぷりのチョコレートなどは、グルテンフリーで楽しめます。ただし甘いデザートには糖質が多く含まれますので、食べすぎにはご用心。

イタリアンメニューのリゾットは、米が原料なのでグルテンフリーです。しかし、米はやはり糖質を多く含みます。グルテンフリーだけでなく、血糖コントロールをおこないたいときは、デザート同様、避けておくか量で調整しましょう。

《和食》

次に、和食をみてみましょう。和食で小麦粉が多く使われる料理は、うどん、そば、お好み焼き、たこ焼き、焼きそば、そして天ぷらやとんかつの衣などです。

そばなら大丈夫と思われるかもしれませんが、そば粉１００％の十割そばでない場合は、そば粉よりも小麦粉のほうが多く使われるものも少なくないので、注意が必要です。

うどんやそばのお店に、親子丼、うな丼、海鮮丼など、天ぷらやカツ丼以外の丼ものがあれば、そちらをチョイスしましょう。

定食が食べられるお店であれば、焼き魚定食、刺身定食、しょうが焼き定食などもおすすめです。

丼ものや定食は、ごはんの量は半分でオーダーするなど調整し、血糖コントロールも気をつけておきたいところです。そのうえで、冷奴、納豆、温泉卵、ほうれん草のおかかあえ、酢の物など、できたら小鉢を追加し、たんぱく質やビタミン、ミネラル、食物繊維などの栄養と、ごはんを減らした分のカロリーを確保するようにしましょう。

《アジア料理》

中華メニューで避けるべき小麦たっぷりメニューは、ラーメン、焼きそばなど、やはりめん類です。そのほか、しゅうまい、ぎょうざ、春巻きなどの点心も、皮が小麦粉なので避けておきましょう。

代わりに、牛肉とピーマンの炒め物、にらと卵の炒め物、海鮮の塩味炒めなど、素材をシンプルに炒めた料理や、中華風冷奴、砂肝の冷菜、きゅうりとくらげの酢の物、えびのボイルなど、小皿料理を組み合わせれば、いろいろな味を楽しめます。

おかゆ、チャーハン、ビーフンなどの米料理は、グルテンフリーはできますが、糖質はたっぷりです。血糖コントロールのためには避けておきたいメニューといえます。

韓国料理では、焼肉、サラダ、ナムル、卵スープなど、やはり料理を単品で組み合わせることができます。

避けておきたいのは小麦粉を混ぜてつくるチヂミです。冷麺はそば粉や緑豆、じゃがいも、とうもろこし、どんぐりなどのでんぷんを混ぜてつくられるのが一般的ですが、日本でつくられる盛岡冷麺などには小麦粉が使われるので注意が必要です。

ベトナム料理やタイ料理では、焼きそばは小麦粉たっぷりですが、フォーやビーフン、ライスペーパーなどは米が原料です。ただし当然、糖質は多いので注意しましょう。

メインは魚介のボイル、肉の香草炒め、パパイヤやもやしのサラダ、青菜の炒め物など、やはりおかずを単品で組み合わせるのがポイントです。

中国、韓国、タイ、ベトナムなどのアジア料理は、炒め物や揚げ物にサラダ油を使うことが多いので、オメガ6系脂肪酸（リノール酸）の過剰摂取と、それらの高温加熱調理による酸化リスクに注意が必要です。油の問題については4章で詳しくご説明しますが、オメガ6系脂肪酸はアレルギーなど体内での炎症リスクを高めます。

このような外食をした日は、たとえば帰宅後の食事で、魚の缶詰、青魚の塩焼きなど魚の油を摂取できるメニューを取り入れ、オメガ3系脂肪酸を摂取し、抗炎症対策をしておきましょう。

また、外食によるオメガ6系脂肪酸の酸化に対しては、帰宅後のおかずに、ブロッコリー、パプリカ、赤キャベツ、海藻などの植物の色素成分をたっぷり取り入れ、抗酸化にも努めておきましょう。

中食でグルテンフリーを実践するには

お弁当や総菜など、調理なしですぐに食べられるものを選ぶ場合も、外食同様、小麦粉がたっぷり使われた主食メニューを避けることです。

たとえば、サンドイッチやピザ、パニーニなどのパン料理をはじめ、レンジで温めるだけの出来合いのパスタや焼きそば、めんつゆが付属された冷やしそばやうどん、そうめんなどです。アルミの容器に入った鍋焼きうどんやちゃんぽんなども同様に避けましょう。

惣菜で気をつけたいのは、コロッケ、とんかつ、メンチカツ、てんぷら、かき揚げといった、小麦粉の衣がたっぷりの揚げ物です。衣が少ない皮なし鶏むね肉の唐揚げなら、グルテンは少なめですが、油の質や酸化の心配は避けられません。スーパーやコンビニでの買い物同様、素材をシンプルに調理したものを選ぶのがポイントです。

お酒、飲み物もこうして選べば大丈夫

グルテンは、食べ物だけでなく飲み物、お酒にも含まれていることがあります。

厳密にいえば、グルテンは小麦に含まれているたんぱく質で、大麦やハト麦には含まれていないとされています。しかし、小麦のたんぱく質の構造は大麦やハト麦に近いため、重度の小麦アレルギーの方は、まれにかゆみなどの症状が出ることがあるといわれています。

実際、患者さんのなかには麦茶に反応する方もいます。ハトムギ茶などが含まれるものも避けたほうがいいでしょう。

紅茶やコーヒーはグルテンフリーですが、ここに牛乳を加えてしまうとカゼインの問題が起こってきます。前にも述べたように、「オーソ流グルテンフリー」では、同時に乳製品も避けるカゼインフリーをおすすめします。

また、焼酎などの蒸留酒は、原料に麦や大麦が使用されていても、蒸留（気化）することによりたんぱく質が分離するためグルテンは含まれないとされていますが、グルテン過敏症の方は、わずかな量にも反応することがあるようです。

このように考えると、原料に麦や麦芽を使われているものは避けたほうがいいでしょう。

その代表格は、なんといってもビールではないでしょうか。ビール党にはつらいところですが、発泡酒のなかにはグルテンフリーのものもあるようです。また、日本よりもグルテンフリーが浸透している海外では、さまざまなグルテンフリービールが販売されているようです。

グルテンフリーのお酒には、ワインや日本酒などがあります。ただし、日本酒は糖質も多く含まれているので、飲みすぎないようにしましょう。

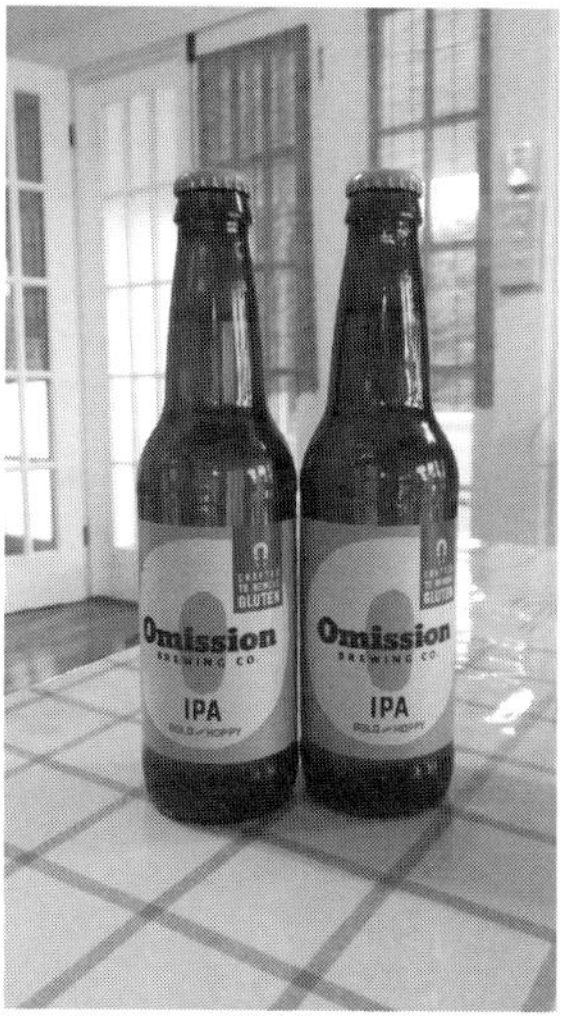

アメリカで売られているグルテンフリービール。味は普通のビールとほとんど変わらない。

また、原料に麦を使ったお酒（焼酎、ジン、ウォッカなど）をベースにしたチューハイや梅酒、カクテルなどにも注意するようにしましょう。

○ グルテンフリーの飲み物・アルコール類

- ○ 水
- ○ 日本茶(緑茶・ほうじ茶など)
- ○ 紅茶
- ○ 中国茶(烏龍茶など)
- ○ ハーブティー
- ○ コーヒー
- ○ 甘酒
- ○ ワイン
- ○ シードル
- ○ 日本酒
- ○ 泡盛
- ○ ラム酒
- ○ テキーラ
- ○ ブランデー・コニャック

× グルテンを含む飲み物・アルコール類

- ○ 麦茶
- ○ ハトムギ茶(ブレンド茶に含まれることもあるので注意)
- ○ ビール
- ○ 発泡酒
- ○ ビールテイスト飲料(ノンアルコール)
- ○ 梅酒・チューハイ(麦焼酎が使われている場合)
- ○ 焼酎(麦)

- ○ マッコリ
- ○ 紹興酒
- ○ アクアビット
- ○ コルン
- ○ ジン
- ○ ウォッカ
- ○ ウィスキー(スコッチ・バーボン)
- ○ ジンベースのカクテル(ジントニック・ギムレット・マティーニなど)
- ○ ウォッカベースのカクテル
  (モスコミュール・ソルティドッグ・スクリュードライバーなど)

＊麦芽または麦芽エキスが含まれているものには、グルテンが含まれている。原材料に「モルト」とあるものもグルテンが含まれる。
(キリンの「のどごし生」は麦芽の代わりに大豆たんぱくを使用しているため、グルテンフリー)
＊ジンやウォッカなど麦が原料のお酒を使ったカクテルにもグルテンが含まれる。

4章

グルテンフリーで
心と体の不調が消える

溝口徹

グルテンフリーはアレルギーがある人はもちろん、そうでない人にもおすすめです。最新栄養医学でわかった情報や、より効果を高める食べ方を解説します

海外では今やグルテンフリーは当たり前

「グルテンフリーでヤセる！」「グルテンフリーで健康的にダイエット」

こんな言葉を雑誌やネット上でよく見かけるようになりました。

たしかに私も、前著『2週間で体が変わるグルテンフリー健康法』（青春出版社刊）を出版してから、女性誌などからダイエットや美容に関する取材を受けることが増えました。

もともとは、原因不明の体の不調の犯人が「グルテン」の可能性があること、またその不調を取り除くための「グルテンフリー」の実践をすすめた本でしたが、今、ダイエットや美肌などの美容面、そしてアレルギー対策の面から、グルテンフリーを実践する人がますます増えてきているようです。

海外ではもっと顕著で、スーパーに行けばグルテンフリーの棚どころか、グルテンフリーゾーンさえあります。実際、ローカーボ（糖質制限）やFAT FREE（無脂肪）によるダイエットよりも、グルテンフリーダイエットを実践している人が一番多いというデータもあるほどなのです。

アメリカでのダイエット食の割合

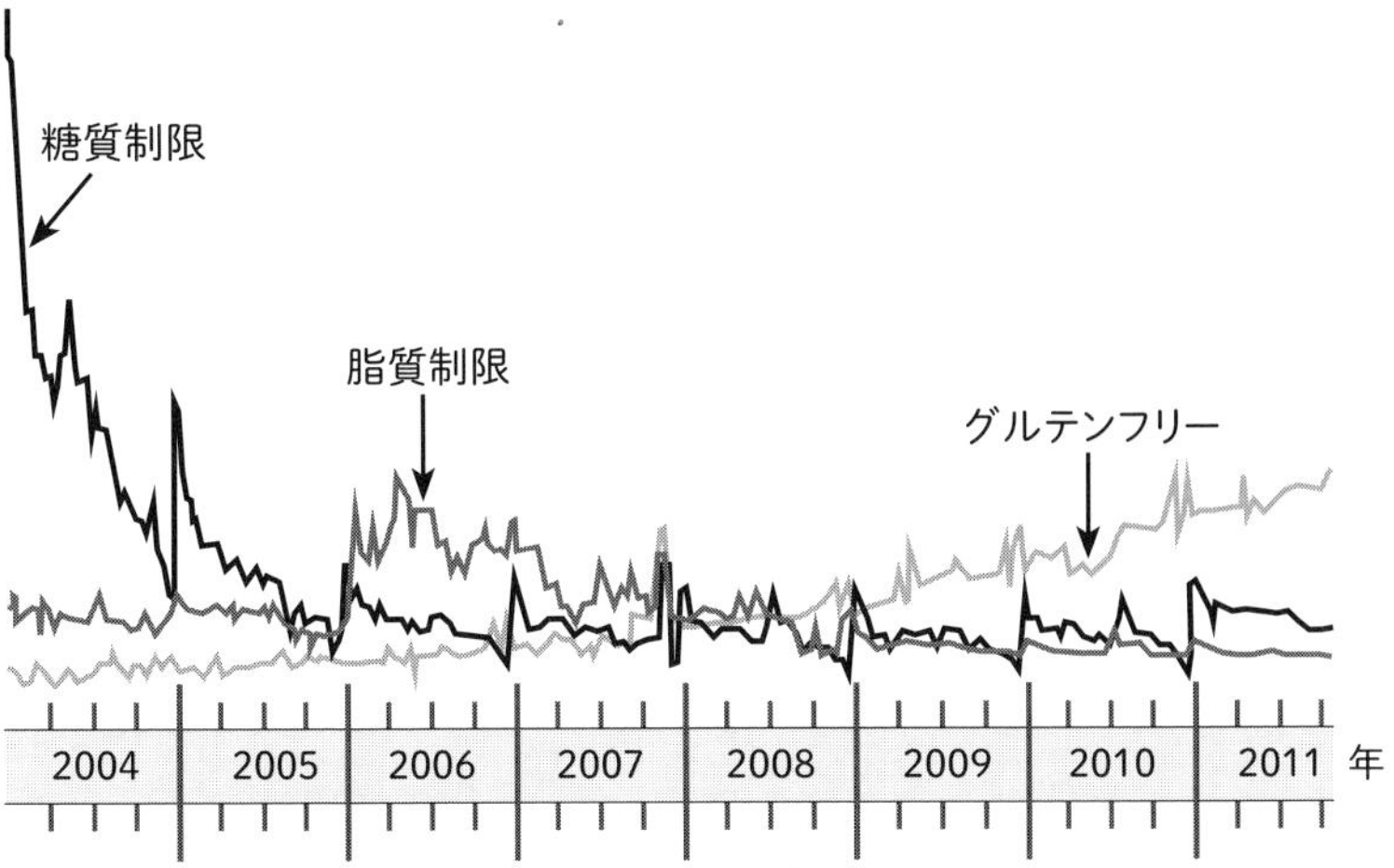

アメリカではグルテンフリーダイエットをする人が増え続けている

ただこれは、お米が主食の日本に比べ、パンやパスタなどの小麦を主食とする欧米諸国のほうが、グルテンフリーの実践がそのまま糖質制限につながるということも理由のひとつかもしれません。つまり欧米諸国のほうが、グルテンフリーで糖質制限も実践できてしまう、一石二鳥のダイエットになりやすいのです。

それに比べて遅れているのが日本です。グルテンフリーが注目されてきたとはいえ、まだまだグルテンフリー食材がスーパーで簡単に手に入ることは少ないのが実情です。もちろん、欧米諸国に比べ、日本の小麦摂取量が少ないこともグルテンフリーが広がりにくい理由のひとつでしょう。でも、私たちの食生活を振り返ってみてください。以前に比べて、パンやパスタなどの主食から、ケーキ、クッキー、パンケーキなどのスイーツまで、いたるところに小麦食品は広がってきていると思いませんか？　確実に欧米の食生活に近づいています。

国際線の機内食では、今やほとんどの航空会社がグルテンフリーに対応しています。それくらい海外では常識化しつつあるのです。

2020年、東京オリンピックが開催されます。その頃までには、日本のスーパーではグルテンフリー食材が売られ、グルテンフリーに対応したお店も増えてくるのではないでしょうか。欧米から多くの観光客が訪れることを想定すると、早くグルテンフリーに対応して、食文化もグローバル化しておかないと、すっかり時代遅れの国と評価されてしまうかもしれません。

治療食から健康食へ、グルテンフリーの広がり

「グルテンフリーを2週間試したら、だるさが消え、体が軽くなった」
「ずっと悩まされていた慢性の頭痛がなくなった」

ごく一部ですが、これが私のクリニックの患者さんの生の声です。

グルテンフリーは単なるブームではありません。世界的にここまで広がったのは、それだけ効果を実感した人が多いからでしょう。

もともとグルテンフリーは、現代のように、誰もが実践するようなものではありませんでした。

古くから知られている病気に「セリアック病」があります。セリアック病とは、グルテンによって小腸がダメージを受け、栄養が吸収できなくなる病気です。グリアジン抗体という小麦たんぱくに対する特殊な抗体が悪さをしてしまうのです。ひとたびセリアック病と診断されたら、生涯にわたってグルテンフリーを続けないと、必要な栄養が吸収できなくなってしまう、とても怖くてやっかいな病気です。

一方で、セリアック病ではないものの、グルテンに反応をしてしまう人が近年急増しています。いわゆる〝セリアックもどき〟のようなグルテン関連疾患です。

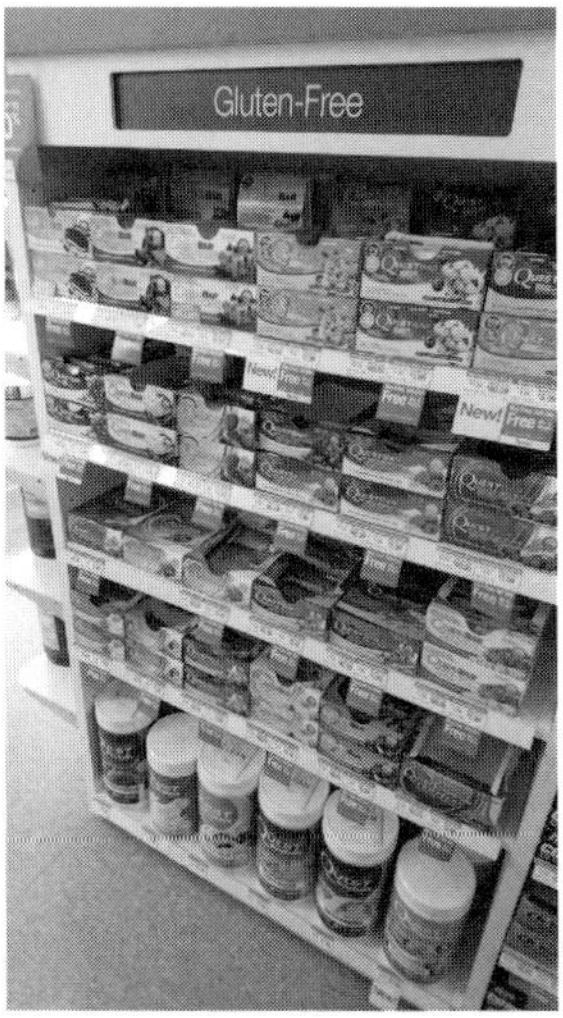

カナダのスーパーでは、
グルテンフリーの棚がつくられている。

それが、「グルテン過敏症」や「グルテン不耐症」と呼ばれるもの。グルテンにより、何らかの体の不調が出るアレルギー体質であり、グルテンをとることで腸の免疫システムがグルテンを異物と判断してしまい、過剰に反応することで炎症を起こしている状態です。

グルテンを摂取すると腹部の膨満感や消化不良などを起こすことが多いのですが、グルテン過敏症に関しては自覚症状がないケースも非常に多いのです。

「グルテン過敏症」の場合、慢性的な疲労感、下痢や便秘、集中力の低下、肌荒れ、PMS（月経前症候群）、生理不順、不妊、アトピー、ぜんそく、鼻炎など、さまざまな症状が起きるため、原因がグルテンにあるとなかなか気づくことができません。

グルテンフリーはもともと、このようなグルテンアレルギー患者のための食事療法でした。試しにグルテンフリーを実践してみたところ、体調や精神状態がよくなったというケースが多かったため、世界中に広まっていったのです。

グルテン過敏症の症状は、日常生活のなかで感じる不調がほとんどで、病院に通うほどの不調ではないことも多いため、潜在的なグルテン過敏症患者はかなりたくさんいると私は考えています。

実際、グルテン過敏症と気づかないまま、日々不調を感じながら過ごしている人はたくさんいます。もしもあなたに原因不明の不調があったとしたら、その原因はグルテンのとりすぎにあるのかもしれません。

そのアレルギー、食べ物が原因かも⁉

　ここで、アレルギーについて説明しておきましょう。

　アレルギーとは、本来体にとって毒性のないものであるにもかかわらず、体が異物と認識して過剰に反応してしまう状態のことをいいます。

　異物（抗原）となるものが体に侵入してきたとき、私たちの体は異物に対して「免疫グロブリン（Ig）」をつくります。免疫グロブリンは体のなかにたくさん存在し、これが抗体となって、体内に侵入してきた異物と結びつきます。こうして次に同じ異物が入ってきたときに侵入させないようにしているのです。

　この免疫システムが正常に機能しているときはいいのですが、本来異物ではないものに対しても過剰に働いてしまい、さまざまな症状を引き起こしてしまう――これが「アレルギー」です。

　アレルギーといってまず私たちが思い浮かべる症状は、「そばを食べると湿疹が出る」

とか、「花粉が飛ぶと鼻水が出る」といったものではないでしょうか。ところがアレルギーには、IgGアレルギーという本人でさえなかなか気づきにくい「遅延型のアレルギー」があるのです。

実はアレルギーには、「免疫グロブリン（Ig）」のタイプによって、大きく分けて3種類あります。

①すぐに症状があらわれるIgEアレルギー

アレルギーと聞いて、私たちがイメージするのはこのタイプではないでしょうか。

先述したように、そばアレルギーやエビやカニなどの甲殻類アレルギーといった、一般的な食物アレルギーや花粉症などがこのIgEタイプのアレルギーで、即時型アレルギーともいわれます。

原因となる物質を摂取したり、吸い込んだりするとすぐに反応があらわれるため、本人も何のアレルギーか自覚しているケースがほとんどです。

特定の食品を食べると皮膚にかゆみや湿疹が出たり、喉がイガイガするようなことがあったら、IgE抗体がその食品にアレルギー反応を示した証拠になります。

IgEタイプのアレルギーで最も怖いのは、何といってもアナフィラキシーショックです。じんましんや皮膚が赤くなるといった症状がすぐにあらわれ、めまいや呼吸困難、血圧低下などを引き起こして意識障害に陥ることもあります。それどころか、最悪の場合は死に至ることもあります。

②アレルギーが発見しにくいIgGアレルギー

この本で紹介している「グルテン関連疾患」に関係するアレルギーがこのタイプです。抗原と結びついてもすぐに症状があらわれるわけではないため、アレルギー反応が出るのが遅く、遅延型アレルギーと呼ばれます。

アレルギーの反応が遅ければ、厄介なことが起こります。たとえば抗原となる食物を食べても、反応が出るのが数時間後、あるいは数日後。ということは、何が抗原なのかがわかりにくくなるのです。すると、知らずに食べ続けてしまうことになり、症状の悪化につながることもあります。

IgGアレルギーの症状は多岐にわたっています。特定の食品をとってしばらく時間が経ってから眠くなる、だるくなる、頭痛がする、イライラする、落ち込むなど。子どもの場合は、落ち着きがなくなる、他人に対する攻撃性といったものに発展し、発達障害と診断されてしまうことも少なくありません。いつも近くで子どもを見ている親でさえも気づかないため、「隠れアレルギー」ともいわれているくらいなのです。

IgGアレルギーの有無は専門機関での血液検査で調べることができます。ただ、家庭でできるチェック方法もあります。それが、1章でも紹介した「2週間抜いてみる」ことなのです。

IgEアレルギーとIgGアレルギーの両方を持っている人も少なくありません。その特性から、アレルギーと判断するのに、「食べるとわかる」のがIgEアレルギー、「抜いてみてわかる」のがIgGアレルギーともいえるのです。

IgGアレルギーの場合、ある程度抜いたあと、また摂取してみます。そこで不快症状が出てきたら、その食品のアレルギーである可能性が高いでしょう。

③粘膜と関係しているIgAアレルギー

IgA抗体は、粘膜に幅広く存在する抗体です。

IgE、IgG抗体が血液中に入ってきた異物に対して体を守るように働くのに対して、IgA抗体は血液に入る前段階、腸粘膜や目や鼻の粘膜など、「粘膜」のところで働きます。口、食道、胃、腸、肛門といったそれぞれの粘膜は、外からの侵入物を最初に受け入れる場所。毎日の食事などで体内に入ってくる刺激に対して、最前線で闘っているのが粘膜というわけです。

たとえば外敵（抗原）が体内に侵入してくると、粘膜から分泌された粘液で包み込んで排出するといったことをしています。そのわかりやすい例が、せき（痰）や下痢でしょう。

つまり、ＩｇＡが十分分泌されていると、粘膜のバリア機能が働き、血液に入る前に抗原を撃退することができるのです。ところが粘膜が弱っていると、抗原が血液中に入ってしまいます。

血液検査をして、特定の食材にＩｇＡ抗体があるときは、腸管やそのほかの粘膜が弱くなっていることを疑います。その食材が抗原となってアレルギーを起こす可能性が高くなります。後述しますが、腸の粘膜とアレルギー、とくに小麦と乳製品のアレルギーは深くかかわっているのです。

ＩｇＡ抗体の分泌が少なくなると、ＩｇＧアレルギーも発症しやすくなります。症状もわかりにくいという点ではこの２つのタイプのアレルギーはとてもよく似ているのが特徴です。

アレルギーがない人にもグルテンフリーは必要

前項で「グルテン関連疾患」に関係するアレルギーとして、IgGアレルギーについて説明しました。「私は小麦アレルギーじゃないから関係ない」と思われた方もいるかもしれません。ところが、小麦に反応する人はどんどん増え続けているのです。

では、小麦アレルギーの人が増えているのでしょうか？

実はグルテンで不調が起こるのは、アレルギーがある人だけではありません。小麦などに対する抗体のあるなしにかかわらず、グルテンを摂取することで不調が起こることがわかっています。

たとえば、小麦を摂取することでアレルギー症状が出るのはもちろん、下痢などのお腹の不調、頭痛、だるさ、急に太ってきた、何をしてもやせにくいといったことから、イライラするなどの精神症状まで、なかなか改善しない不調や体の変化はありませんか？　もし思い当たることがあったら、まず試しに小麦を抜いてみてください。

実際、私のまわりでも、グルテンフリーをすることでダイエットに成功した人、肌の調子がよくなった人がたくさんいます。

2週間抜いて調子がよければ続ければいいでしょう。完全にグルテン抜きの食生活が難しい場合、グルテンを控えめにする生活をしていくだけでも、体調がよくなる人も多いはずです。

つまり、グルテンフリーは誰でもやってみる価値があるものなのです。

グルテンが心と体に与える悪影響

では、なぜ小麦アレルギーであるかどうかに関わらず、体調が悪い人が出てくるのでしょうか。大きな理由としては、小麦（グルテン）が「腸の粘膜を荒らす」ことにあります。

では、グルテンの何が問題なのか、1つひとつ説明していきましょう。

①腸の炎症を引き起こす

少し難しい話になりますが、たんぱく質は通常、消化酵素によって消化され、アミノ酸となって小腸から吸収されます。ところが、小麦たんぱくであるグルテンは、消化酵素で分解しづらい形をしています。ですから、消化されないまま小腸に到達してしまいます。このことによって腸の粘膜に炎症を起こし、腸粘膜を荒らしてしまうのです。

腸粘膜が荒れるということは、目の粗いザルと同じで、十分に分解されていない大きな分子も通してしまいます。それが抗原となれば免疫が過剰に反応し、アレルギーを発症します。最近急増している「リーキーガット症候群」は、まさにこの状態を指します。腸粘膜の目が粗くなり、食物が大きな分子のまま吸収されるため、食物アレルギーの原因になるだけでなく、腸が担う解毒作用にも弊害が起こります。結果として化学物質などの有害物質が体内に侵入しやすくなり、これらの「過敏症」が発症しやすくなるのです。

リーキーガット症候群になると、起こるのはアレルギー反応だけではありません。うつやイライラなどの精神症状に加え、ＡＤＨＤなどの多動性、自閉症といった子どもの発達障害についても、リーキーガット症候群との関わりが指摘されています。

つまり、グルテンをとることで腸に炎症が起きると、リーキーガット症候群につながってくるというわけです。そしてそれがまた、グルテン過敏症の発症につながるという、負のスパイラルに陥ってしまうのです。

腸の炎症の影響はそれだけではありません。腸が炎症を起こし、免疫機能が低下すると

腸の炎症が全身の不調を引き起こす

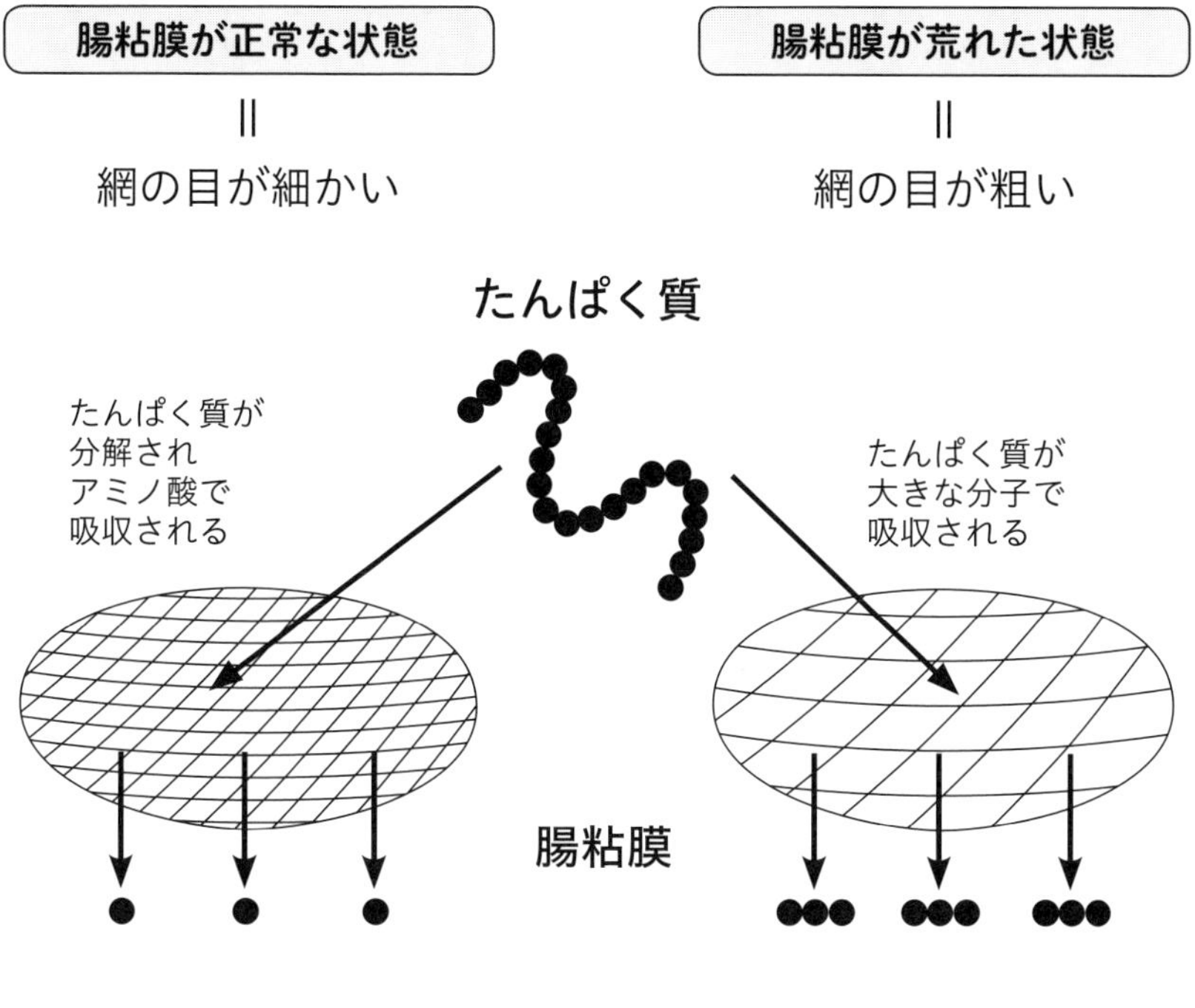

腸に炎症があり、粘膜が荒れていると、たんぱく質を消化する際、大きい分子のまま吸収されてしまう。その結果、アレルギーをはじめ、頭痛や便秘、うつ、発達障害など、全身の不調を引き起こす。グルテンは体内で分解されにくいため、腸の炎症を起こしやすい。

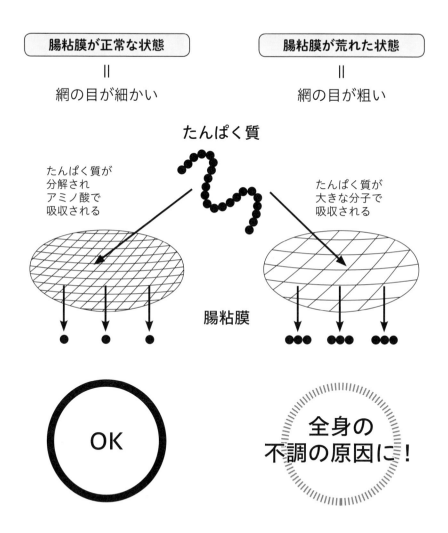

起こってくるのがカンジダの問題です。腸の粘膜にカンジダがつきやすくなるのです。

カンジダはカビの一種であり常在菌なので、健康な人でも体内に存在しています。ただ、腸の粘膜にくっつくカンジダは、腸内環境が悪化し、免疫力が落ちてくると一気に増殖することがあります。

このカンジダが腸粘膜をさらに荒らしてしまうのですから、困ってしまいます。自分自身でカンジダ感染をしているかどうかを判断する目安としては、便秘や下痢、または便秘と下痢を繰り返すといった症状のほか、お腹の膨満感、便やガスが臭いといったことが挙げられます。

それ以外に、食生活を振り返ってみるのもポイントのひとつです。

実は、カンジダの大好物は糖質なのです。精製された砂糖や果物に含まれる果糖なども、カンジダのエサになります。もちろん小麦製品も糖質が高いので要注意です。

リーキーガットとカンジダも無関係ではありません。カンジダに感染していればリーキーガットになりやすいのです。小麦を食べると腸が炎症を起こしやすくなり、その小麦はカンジダの大好物。腸を健康に保つには、やはり小麦をなるべくとらないに越したことはないというわけです。

②肥満ややせにくさもグルテンが原因

次に問題になるのが、肥満です。

グルテンをとることで腸の粘膜に炎症を起こすと、TNF-αなどに代表される炎症性サイトカインが増えます。このこと自体が肥満やメタボリックシンドロームにつながるといわれているのです。

また腸の状態が悪いと、炎症をもたらす原因となる物質が次から次へと粘膜を通って血液中に入ってくるため、肝臓にも炎症が起こってきます。これも肥満につながる大きな理由のひとつです。

私たちが食事をして血糖値が上がると、膵臓《すいぞう》からインスリンという血糖値を下げるホルモンが分泌されます。血糖が余ると、グリコーゲンや中性脂肪として肝臓に蓄えられますが、肝臓が炎症を起こしてやられてしまうと、インスリンの効き具合（インスリン抵抗性といいます）が下がり、血糖値が上がりやすくなってしまい、インスリンが大量に分泌されるようになります。すると中性脂肪をどんどんため込んで、細胞が肥大化していきます。また、筋肉でも同様のことが起こって、血糖が上がりやすくなり、肥満やメタボリック症候群につながっていくのです。

腸の炎症があることによって、同じ量しか食べていないのに、どんどん太ってしまうということが起こります。だからグルテンフリーをするだけで、カロリー制限や極端な糖質制限をしなくても健康的にダイエットができる人が多いのです。

③脳内で麻薬様物質に変化する

グルテンが怖いのは、麻薬のような中毒性があることです。

私が患者さんにグルテンフリーの話をすると、

「パンやパスタがどうしてもやめられない」

「牛乳とチーズは毎日食べているから、やめるのは難しい」

という人が少なからずいます。その理由は、グルテンのアミノ酸の配列にあります。

実は、グルテン由来のグリアジンのアミノ酸の配列は、モルヒネにそっくりなのです。

ちなみにこのあとお話しする乳製品に含まれているカゼインも非常によく似たアミノ酸配列なので、中毒性があります。

グルテンもカゼインも、食べれば食べるほど、「もっとほしい、もっと食べたい」という一種の中毒症状が出てきます。たとえば朝パンを食べたら、昼はパスタが食べたくなり、おやつにはケーキやクッキーを食べたくなり、夜には衣たっぷりの揚げ物を食べたくなる……といった状態になりやすいのです。

もちろん、カゼインを含む乳製品も同じで、頻繁《ひんぱん》に牛乳を飲んでいると、「毎日飲みたい」「チーズやヨーグルトを毎日食べずにはいられない」という人が出てくるというわけです。

ドーナツやパンケーキなど、小麦系の甘いものを食べると幸福感を感じる人も多いでしょう。毎日の3時のおやつが「ふわふわした甘いもの」だという人もいるかもしれません。

もしあなたがそういった食生活を送っているとしたら、脳が麻薬様物質の影響を受けている可能性があるのです。

同時にカゼインフリーをすすめる理由

この本では、グルテンフリーに加えて「カゼインフリー」をすすめています。

先にお話ししたように、カゼインはグルテンと同じように、脳内で麻薬様物質に変化するため、乳製品がやめられないという人がたくさんいます。もしかすると、給食で週5日、牛乳を飲み続けている子どもたちのなかにも、無意識のうちに牛乳の中毒症状を起こしているお子さんがいるかもしれないのです。

では、そもそもカゼインとはどのようなものなのでしょうか？

乳に含まれるたんぱく質は、約8割がカゼイン、残り約2割がホエイとなっています。グルテン同様、このカゼインがさまざまな悪さをしているということが、最近注目を集めています。

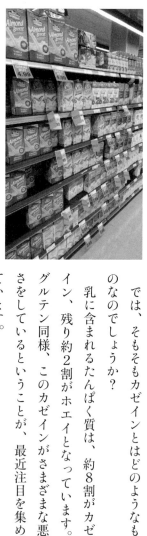

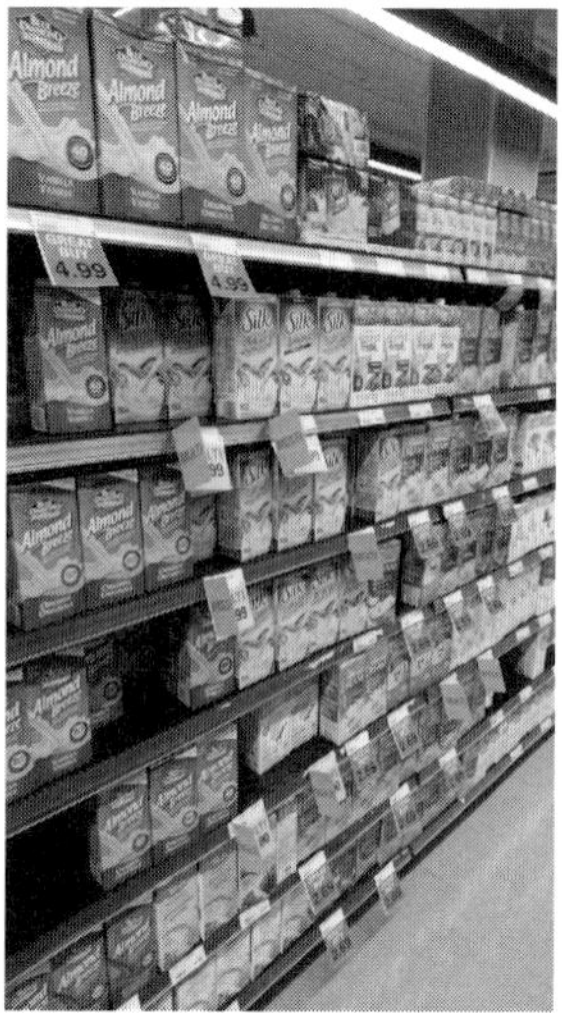
同じくカナダのスーパーにて。
カゼインフリーの食材も充実している。

これまでは乳糖不耐症のほか、牛乳を飲むと湿疹が出るといった、いわゆる即時型のＩｇＥアレルギーのほうはよく知られていました。ところが、牛乳などの乳製品を飲むと具合が悪くなる人のなかに、カゼインに対して反応している人がかなりたくさんいるのではないかということがわかってきたのです。

カゼインは牛乳はもちろん、チーズやヨーグルトにも含まれています。ヨーグルトは、乳酸菌が乳糖を変化させてできる酸により、カゼインが固まってできたものです。

この本では腸内環境を整えることの大切さを述べてきましたが、なかには腸内環境を整えるためにヨーグルトを頻繁に食べている人もいるのではないでしょうか。

「ヨーグルトには善玉菌である乳酸菌が含まれていて、整腸作用がある」「毎朝食べることで腸がきれいになる」ということはなかば常識になっています。確かに乳酸菌は腸内で善玉菌として働き、腸内環境を整えてくれます。ただしそれは、「生きたまま腸まで届いている」という条件つきなのです。

ここでもう一度いいます。腸にいいからと毎朝食べているヨーグルトには、カゼインが含まれています。毎日頻繁に食べるほど、IgGアレルギーのリスクはアップします。腸内環境をよくしようとして、かえって腸を荒らしているかもしれないのです。

グルテンフリーをするなら、ぜひ一緒にカゼインフリーも実践してみてください。抜いてみるのは牛乳、チーズ、ヨーグルトなど（バターは抜かなくてもOK）。

実際、確率的にはグルテンに反応している人のほうが多いのですが、アトピー性皮膚炎など皮膚にトラブルがある人のなかには、カゼインに反応しているケースが多いようです。

「大好物」ほどアレルギーになりやすい

あなたの家の冷蔵庫を開けてみてください。必ず入っているもの、たくさん入っているものは何でしょうか？

ここでいくつか食材名が挙げられたら、それが自分でも気がついていないＩｇＧアレルギーの原因である可能性は高いでしょう。同一たんぱく質の頻繁摂取がアレルギーをつくるのです。

ＩｇＧアレルギーは先述した通り、すぐに反応が出るものではない遅延型のアレルギーなので、自覚症状はまずありません。ＩｇＧアレルギーかどうかを見極めるひとつのポイントは、「よく食べるもの」。つまり、量より頻度、頻繁に食べるもの、大好物なものが抗原になりやすいのです。

だから私は患者さんにはいつも、「冷蔵庫を開けて、いつもあるものには気をつけてください」といっています。

「毎朝、トーストに牛乳は欠かせない」

「卵は必ず食べています」

そう、小麦と乳製品、そして卵は食べる頻度が高くなりがちなので、それが抗原となって、ＩｇＧ抗体と結びつくケースは非常に多いのです。

卵は良質なたんぱく源ですし、パンや牛乳やヨーグルト、チーズなどの乳製品も毎日食べている人は多いでしょう。でも同じ食材、たんぱく質が頻繁に入ってくると、アレルギーの原因になってしまいます。現代の食生活では当たり前のように食べている食材ですが、長い人類の食生活の歴史上、同じたんぱく質が頻繁に体内に入ってくることに、まだ私たちの体は慣れていないため、腸に負担がかかってしまうのです。

アレルギーを防ぎ、腸の状態をよくしていくためには、腸を休ませてあげることが大切です。休肝日ならぬ「休腸日」をつくってあげましょう。

ポイントは、大好物なものでも「食べない日」をつくること。たとえば卵を週7個食べるなら、1日1個ずつ毎日食べるより、1日数個を3、4日で食べ、残りを「卵フリー」の日にします。大切なのは一度に食べる量ではなく、食べない日をつくること、と覚えておいてください。

グルテンフリーとともに「休腸日」を設けて、腸の状態をよくしていきましょう。

人工甘味料と抗生物質が腸の炎症を引き起こす

腸粘膜を荒らし、腸内細菌のバランスを崩してしまうものは、ほかにもあります。それが抗生物質と人工甘味料です。まず抗生物質から説明しましょう。

たとえば風邪をひくと、抗生物質を処方されることが多いでしょう。抗生物質は細菌を殺す作用があります。ところが、風邪の原因のほとんどはウイルスであり、細菌ではありません。細菌には抗生物質は有効ですが、ウイルスには効かないのです。つまり、風邪のときに抗生物質を飲んでも効果はありません。そうであるにもかかわらず、病院に行って風邪と診断されると抗生物質が処方されることが多いのが現実です。

抗生物質を服用すると、腸内細菌の悪玉菌だけでなく、善玉菌も殺してしまうことになります。これが腸内環境を悪化させてしまうのです。

実際、抗生物質を服用したあとに下痢気味になった、便秘になった、お腹の調子が悪くなったという人も多いでしょう。子どもに抗生物質を処方する際、同時に整腸剤が処方されることもあるのは、そのためです。

ひと昔前の抗生物質は、ピンポイントで効くものを使用していました。ところが現在では、幅広く効き目がある抗生物質を使用することが多いので、腸内細菌への影響力もそれだけ大きくなるというわけです。

病気を治そうと飲んだ薬で、腸内環境が悪化し、免疫力が低下してしまうとしたら、とても皮肉なことですね。もちろん、病気のなかには抗生物質によって救われるものも多々あることは明記しておきます。ただ、処方する必要がないのにむやみに処方するのは、腸にとっては悪影響以外の何物でもありません。

そして人工甘味料も同じように腸に影響を与えてしまいます。

「ダイエットのためにゼロカロリーのスイーツをとるようにしている」

「甘いものを飲みたいときは、ゼロカロリーの清涼飲料水を選ぶようにしている」

こんな人は、かえって腸内環境を乱している、といったら驚かれるかもしれませんね。抗生物質と同じように、人工甘味料も腸内細菌のバランスを乱してしまいます。

そもそも人工甘味料は、アメリカでの肥満・糖尿病対策がそのスタートでした。砂糖の代わりに人工甘味料を使えば糖尿病も肥満も減ると考えられていたのです。「人工甘味料はゼロカロリーだから、太るはずはない」、そう誰もが思っていたのです。

ところが結果は予想に反して、人工甘味料を使っても糖尿病も肥満も減りませんでした。それどころか2014年、世界的に権威のある学術誌『ネイチャー』で、「人工甘味料が腸内細菌を介して肥満や糖尿病の発症に影響を与える」という研究結果まで発表されたのです。人工甘味料が腸内フローラに直接作用をし、バランスを崩したことも明らかになっています。これらはマウスの実験ですが、人でも同じことがいえるのでしょうか。

人工甘味料を常用している人は、明らかに健康な腸内細菌の構成に大きな変化をもたらすことがわかっています。また、ヘモグロビンA1cの数値（糖尿病の診断基準で重要な数値）が軽度に上昇していること、しかも1週間という短期の摂取でもこの変化が起こっていることもわかっています。

つまり、砂糖の代わりに人工甘味料をとっても、糖尿病は改善しないばかりか悪化する可能性があり、やせるどころか肥満傾向になる可能性もあるのです。

人工甘味料は砂糖よりも甘みが強いため、「甘いものを食べたい」という欲求は一時的に満足させてくれるかもしれません。ただ、とりすぎると甘みに関する感受性を下げ、物足りなくなって摂取量が増える危険性もあります。

腸内環境のことを考えると、アレルギー症状がある人も、人工甘味料は避けたほうがいいでしょう。

グルテンに負けない、強い腸をつくる食べ方

腸内環境を整えるためには、グルテンフリー・カゼインフリーを実践することが大切ですが、それに加えて実践してほしいことをいくつか挙げておきましょう。

①炎症を鎮めるオメガ3脂肪酸をとる

グルテン・カゼインの摂取によって腸の粘膜が荒れるということは、腸が炎症を起こしているということです。

最近注目されている油に「オメガ3脂肪酸」があります。美容に関心の高い方なら聞いたことがある人も多いのではないでしょうか。具体的には、アマニ油やエゴマ油、シソ油、魚油などがあります。

これらのオメガ3系の油には、炎症を抑える働きがあるので、ぜひ積極的に摂取しましょう。オメガ3脂肪酸については、後述します。

②殺菌作用のあるココナッツオイルをとる

最近体にいいと話題になっているのが、ココナッツオイルです。

ココナッツオイルの主成分は肉類、バター、乳製品などと同じ飽和脂肪酸のひとつ。ココナッツオイルは一般的な油に含まれる長鎖脂肪酸と違い、脂肪酸の長さが短い中鎖脂肪酸。分子鎖が短い分、消化・吸収が速く利用されやすいため、ほかの脂肪酸に比べて体脂肪として蓄積されにくいメリットがあり、ダイエットに利用している人もいるでしょう。

そして、ココナッツオイルが腸内環境を整えるのにいい理由は、その殺菌作用です。ココナッツオイルをとることで、腸を荒らす原因のひとつであるカンジダの悪さを抑えることも期待できます。お腹の調子が悪い人は、カンジダが影響している可能性があります。

ココナッツオイルは料理にも使えますが、日常的にとるには、コーヒーに入れて飲むのもおすすめです。

ちなみに私はココナッツオイルをそのまま口に入れてうがいをする「オイルプリング」をおこなっています。歯周病や虫歯などを予防してくれるだけでなく、デトックス効果も期待できる健康法です。なお、水道管の詰まりを防ぐため、うがい後のココナッツオイルはゴミ箱に捨てるようにしてください。

③オリゴ糖や食物繊維をとる

腸内環境をよくするコツとしてよくいわれていることですが、オリゴ糖や食物繊維をとるのも大切なポイントです。オリゴ糖は腸内の善玉菌のエサなので、善玉菌を増やす役割があります。腸内の細菌バランスが善玉菌優位になることで、腸内環境が整います。

食物繊維が便秘解消に効果的なのは、改めていうまでもないことでしょう。食物繊維は野菜はもちろん、海藻、きのこ、豆類などにも多く含まれています。現代人の食生活では、圧倒的に食物繊維が足りていません。普段の食事からたっぷりとるように意識してみてください。腸内環境を整えるだけでなく、ダイエット効果も高まるはずです。

④運動で腸を整える

便秘の解消法として適度な運動が有効であることは古くから知られています。また過敏性腸症候群などで下痢をおもな症状とする患者さんも、運動の効果を実感されることが多いのです。どうやら運動は、便秘と下痢という相反する症状の両方に効果があるようです。

これまで、適度な運動は自律神経における副交感神経を優位にさせるため、腸の働きを整えると説明されてきました。ところが最近になり、トップアスリートの便を調べてみると、一般人や肥満の人の便と比較して、腸内細菌の種類が多く、多様性が高いことがわかりました。腸内細菌の多様性が低下すると、自己免疫疾患や肥満、胃腸障害などを起こすことが知られています。つまり運動量が多いトップアスリートは、よい腸内環境を持っているということになります。

また、トップアスリートは、運動パフォーマンスを維持向上させるため、通常と比較して高たんぱくであり、とくに動物性たんぱくの摂取量が多かったのです。これらのことから、腸内環境を整えるために、消化吸収できる範囲での高たんぱく食と適度な運動が効果的であると考えられるのです。

糖質のとりすぎで起こる「低血糖症」に注意

パンやパスタが主食の欧米に比べ、日本では米が主食となっています。そこで、グルテンフリーを実践しようとすると、たいていの人は、「和食なら安心」と思うようです。この点、欧米人よりもグルテンフリーを実践しやすいのは確かです。

ただし、ここで注意してほしいことがあります。

前章でも述べたとおり、単に小麦の代わりにお米をメインに食べることには、デメリットがあるのです。小麦の代わりにお米をとりすぎると、今度は糖質過多の恐れが出てきます。お米はパンと同様に糖質であり、食べすぎればさまざまな問題が生じてきます。

小麦やお米を食べすぎると心配されるのが「低血糖症」です。低血糖症をひと言で説明すると、糖質をとりすぎることによって上がりすぎた血糖を下げようとインスリンが大量に分泌されることで、逆に血糖値が下がりすぎてしまい、血糖値が乱高下を繰り返すことをいいます。すると、動悸や手のしびれ、筋肉のこわばりや頭痛のほか、イライラや不安感、恐怖心などの精神症状まで引き起こします。

糖質のとりすぎは血糖値を乱す

正常な血糖曲線

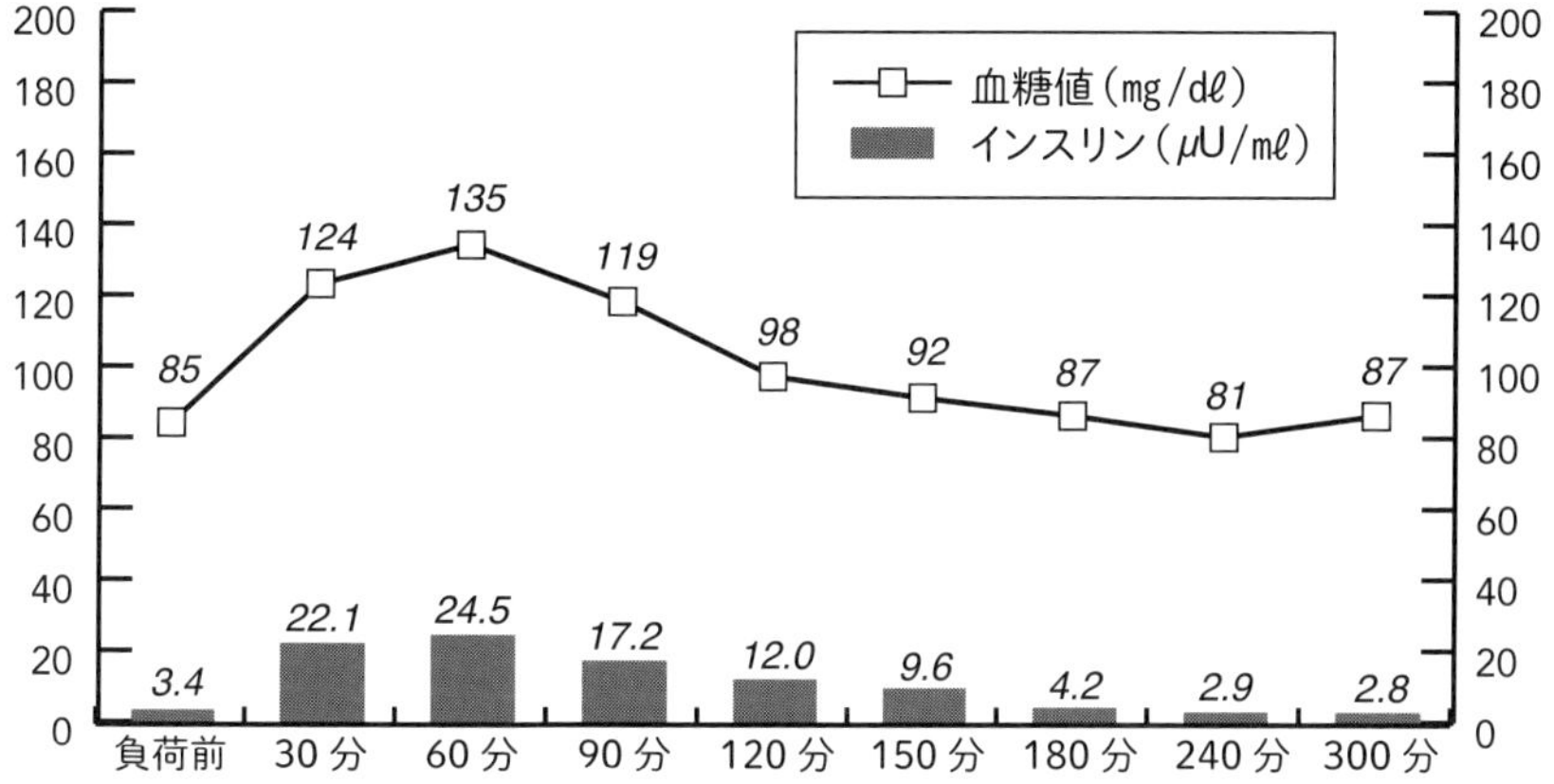

糖質摂取後5時間の血糖値の変化を調べる5時間糖負荷検査のグラフ。正常な場合、血糖値は負荷前の空腹時血糖よりも大きく下がることはない。

低血糖症（反応性）の血糖曲線

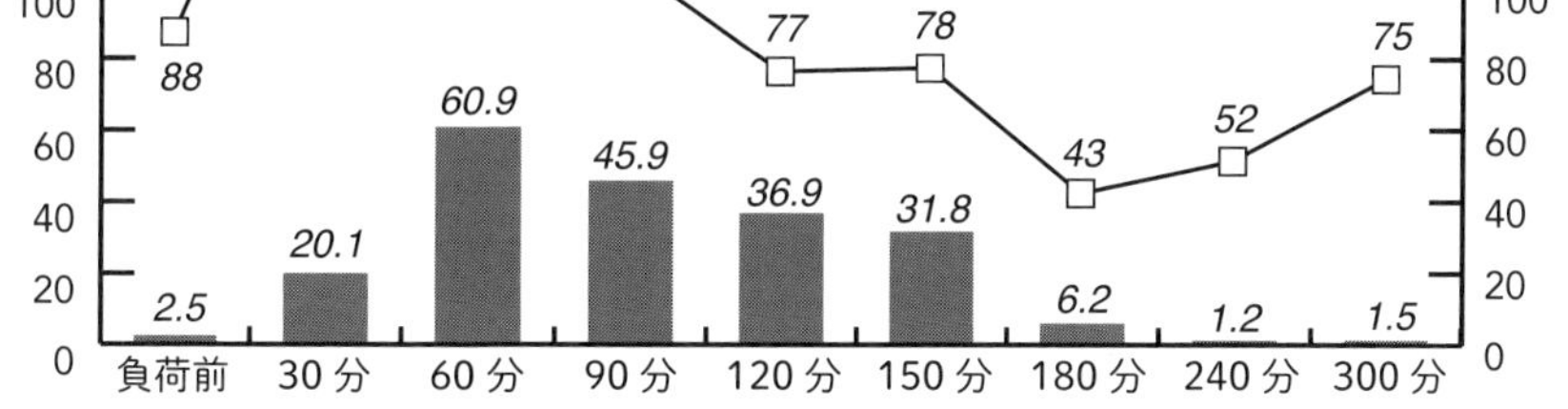

低血糖症の場合、糖質摂取後、急激に血糖値が低下し、180分後には負荷前（空腹時）の半分まで低下している。

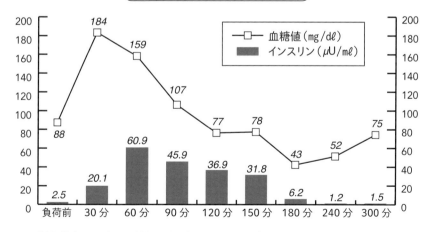

こうした精神的な不調がなくても、小麦や米などの精製された糖質は吸収が速いため、血糖値が上がりやすく、糖尿病のリスクも上げてしまいます。

もちろん、お米を一切食べてはいけないというわけではありません。本書のレシピでもお米を使っていますが、あくまでもお米は食材のひとつと考え、主食としてとりすぎることに注意してほしいのです。

また、よく「玄米なら食べてもいいのでは?」と聞かれることがありますが、単純にそういうわけではありません。確かに栄養価や血糖変動の面から見れば、白米より玄米のほうが優れています。しかし、玄米に含まれているフィチン酸は、鉄分やビタミンなどのミネラルの吸収を阻害してしまうことがわかっています。つまり、玄米ばかり食べていると、とくに女性の場合は鉄分不足を引き起こす恐れがあるのです。この点、発芽玄米はミネラルの吸収阻害がないため、おすすめです。

グルテンフリーを実践する場合には、お米の量に気をつけてください。もちろんゼロにする必要はありません。白米や発芽玄米を少なめに、上手に取り入れるようにしてみてください。

効果を高めるおすすめ栄養素

グルテンフリー・カゼインフリーをおこなうと同時に、腸管粘膜の強化や炎症を鎮めるアプローチをおこなうと、より効果的です。ここでは、グルテンフリー・カゼインフリーに加え、ぜひ一緒にとっていただきたい栄養素を紹介します。

①オメガ3脂肪酸

最近あちこちで話題になっているのが「オメガ3系」と「オメガ6系」と呼ばれる、それぞれ組成が異なる2つの脂肪酸（油）です。

前にもお話ししたように、腸の炎症を抑えてくれるのがオメガ3脂肪酸です。繰り返しになりますが、オメガ3系の脂肪酸の代表はα-リノレン酸であり、具体的にはアマニ油やエゴマ油、シソ油、魚油などがあり、EPAやDHAを多く含んでいます。

一方のオメガ6系の脂肪酸の代表はリノール酸であり、ベニバナ油、コーン油、大豆油などに多く含まれています。リノール酸は、短期的にコレステロールを下げる作用があるため、健康にいい油として食用油のほか、サラダ油やドレッシングをはじめ、さまざまな加工食品などにも使用されています。

実は、オメガ3系が炎症を抑えるのに対し、オメガ6系は炎症を促進するという正反対の働きをします。オメガ6系の脂肪酸は、現代人の食生活で身近な揚げ物や炒め物などによく使われるので、必然的にたくさんとってしまいがちです。つまり、現代人は炎症を促進する油をせっせと摂取していることになるわけです。

オメガ6系の脂肪酸が悪玉というわけではありませんが、オメガ6系過多の現代の食生活では、積極的にオメガ3系の脂肪酸をとるようにすることが大切です。そのときに意識してほしいのは、「量」ではなくて「比」。自分の食生活を振り返ってみて、オメガ3系：オメガ6系の比が極端にオメガ6系に傾かないように注意してほしいのです。

なお、理想的なオメガ3系とオメガ6系の比率は1：1といわれています。

グルテンフリーをおこなっていると、どうしても食生活に物足りなさを感じてしまう人もいるでしょう。グルテンもカゼインも控え、糖質もある程度控えめにするとなったとき、オメガ3系の油や先述したココナッツオイルなどの良質な油はいいエネルギー源になってくれます。油はカロリーが高いと避ける人もいますが、それは誤解です。良質な油を食生活に取り入れると、むしろ腹持ちがいいので、ダイエットにもつながりやすくなります。

炎症を抑える決め手は脂肪酸

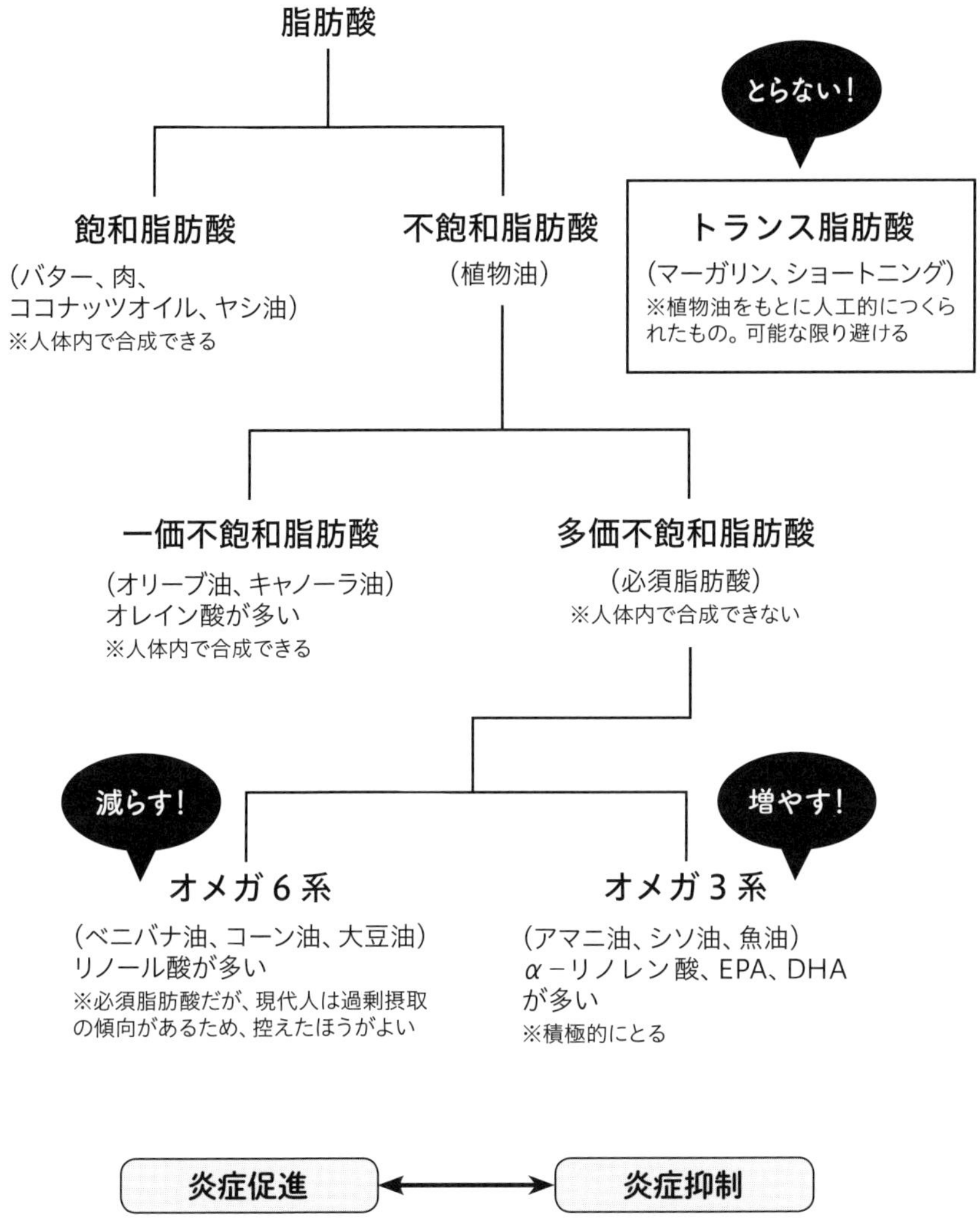

②ビタミンD

ビタミンDも腸の粘膜に働きかける栄養素です。最近では免疫力をアップさせ、アレルギー症状を改善する作用があることが知られるようになり、注目を浴びています。

ビタミンDには小腸の粘膜を正常に保ち、免疫の過剰反応を抑える作用があります。小腸の粘液は、たくさんあればあるほどバリア機能が強いものですが、この腸の粘液の部分に入ってこようとする菌に対抗する抗菌たんぱくをつくるように指令を出しているのが、ビタミンDなのです。

また、ビタミンDはアレルギー予防にも一役買っています。

アレルギーは、もとになる抗原が入ってくると、免疫細胞のひとつであるT細胞が活性化され、反応することでアレルギー反応が起きています。ビタミンDはその反応が過剰になるのを防ぐ制御性T細胞を増やす働きがあるのです。

現代人は、圧倒的にビタミンD不足といわれています。ビタミンDは紫外線を浴びることにより皮膚でつくられるため、紫外線を避ける人が増えてきているせいかもしれません。

食材では、魚の内臓に多く含まれています。たとえばあんこうの肝や、いわしを丸ごと食べる、煮干しを食べるといったことを心がけるといいでしょう。また、天日干しした干ししいたけや焼きざけもおすすめです。ただ、食品に含まれているビタミンDは極めて少なく、現実的には食事でビタミンDを補うのはかなり厳しいはずです。サプリメントなどで確実に補っていきましょう。

③ビタミンB群

ビタミンB群とは、ビタミンB_1、B_2、B_3（ナイアシン）、B_5（パントテン酸）、B_6、B_{12}、葉酸、ビオチンなどの総称であり、私たちが生きるために必要なエネルギーの代謝に欠かせない栄養素です。でもそれだけに消費量も多く、不足しがちなのが現実です。

しかも、腸内細菌のバランスが悪いとビタミンB群欠乏に陥ってしまうことがわかっています。実は、B群のなかのパントテン酸や葉酸、ビオチンなどは、食事から得るルート以外に、体内でもつくられていて、その役割を担っているのが腸内細菌なのです。

腸内の状態が悪いと、腸内細菌のバランスが乱れ、体内でのビタミンB群の合成能力が落ちてしまいます。

ビタミンB群を多く含む食品には、豚肉、うなぎ、豚・肉のレバー、たらこ、まぐろ、さば、かつお、さんま、鶏ササミ、玄米、さつまいも、バナナ、落花生などがあります。ビタミンB群を摂取するためには、動物性たんぱく質の摂取が不可欠です。日頃から肉や魚を使ったメニューを心がけるといいでしょう。

心と体を健康にする「オーソフードスタイル」

この本でお話ししてきた「オーソ流グルテンフリー」は、総合的かつ科学的根拠に基づいた「オーソフードスタイル」をもとにしています。オーソフードスタイルのコンセプトは、

1．たんぱく質、ビタミン、ミネラルの確保…動物性と植物性のたんぱく質を上手に組み合わせてとることで、同時にビタミンやミネラルもとれる
2．脂質の重要性とバランス…細胞膜やホルモン、脳の材料となる油こそ質のいいものをとる
3．血糖コントロール…糖質の過剰摂取を避けることで、血糖値を安定させる
4．食物繊維による腸内環境整備…腸内細菌のエサとなる食物繊維を積極的にとる
5．アレルゲンへの対応…グルテンフリー・カゼインフリーで食物アレルギーを防ぐ
6．アルコール、カフェインの明と暗…アルコールやカフェインは適度にとる
7．加工食品、食品添加物への留意…食品添加物やトランス脂肪酸など不自然なものを避ける

の7つです。私たちの心（脳）や体をつくっているのは、日々の食事から得られる栄養素です。何を、どのように食べるかを考える際に、ぜひこのコンセプトを役立ててください。

グルテンフリー
で
不調が改善！

症例① しつこい頭痛がグルテンフリーで消えた！

Aさんは毎日忙しく働いている43歳の女性。中学生の頃からずっと続いている慢性的な頭痛と、皮膚のトラブルを訴えて私のクリニックにやってきました。

クリニックを受診しようと思った理由は、拙著『2週間で体が変わるグルテンフリー健康法』を読み、実際に2週間グルテンフリーを試したところ頭痛がなくなったため、本当にグルテンが原因なのか確かめたいということからでした。

話を聞くと、お腹の調子も悪く、ストレスや不摂生が続いて日常的に下痢気味だといいます。牛乳を飲むとお腹が張り、下痢をするということから、カゼインにも反応していると思われました。

症状と検査の結果、グルテンとカゼインに反応していることがわかり、グルテンフリー・カゼインフリー食をスタート。それに加えてビタミンDなどのサプリメントの服用と栄養療法を併用したところ、頭痛はすっかり改善。頭痛はグルテンが原因だということは、パンを食べたところ頭痛が再燃したことから確認できました。

最近ではお腹の調子もよく、肌荒れもおさまり、経過は良好です。今も定期的に通院されていますが、グルテンフリー・カゼインフリー食に取り組んでくれています。

グルテンフリー
で
不調が改善!

症例② 小麦をやめて3ヵ月で6kg減!

Bさんは33歳の女性。カロリー制限をしても、運動をしても、なかなかやせられないということで、糖質制限の相談をするために来院されました。

初診時のBさんのBMI(肥満度を示す体格指数。25以上だと肥満と診断)は28で、肥満とされる体型でした。

詳しい血液検査などをしたところ、インスリンの分泌が高かったため、軽い糖質制限食とともにサプリメントの服用を指導しました。

その結果、早い段階で3kg体重が落ちました。このまま順調にいくかと思いきや、そこでストップ。糖質制限は続けたものの体重は一向に減らず、停滞状態が続きました。Bさんに食生活を詳しく聞くと、「どうしてもパン食がやめられない」とのこと。IgGアレルギー検査をしたところ、小麦グルテンに陽性反応が出ました。そこで、糖質制限に加え、グルテンフリーの食事法も指導したところ、3カ月で6kgのダイエットに成功。Bさんの場合、体重が落ちないのは、グルテンの影響だとわかりました。

健康的にやせたBさんは、悩まされていた便秘も改善、肌の調子もよくなったと、今でも無理のない範囲でグルテンフリー生活を続けています。

症例③ うつの背景にあった「グルテン過敏症」と「低血糖症」

Cさん（38歳）は、精神科で3年前にうつ病と診断され、投薬治療を続けている男性。薬を飲み続けてもうつの症状が一向に改善されないどころか眠りも浅くなり、セカンドオピニオンを求めて受診してきました。

うつの症状のほかにCさんが気にしていたのは、ここ5年で体重が7kgほど増加していることでした。

まず、クリニックでの通常の血液検査をおこなったあと、体重の増加からグルテン過敏症を疑い、IgGアレルギー検査もおこないました。結果、Cさんは低血糖症であると同時に、グルテンの陽性反応もあり、糖質制限食とグルテンフリー食の必要があると判断し、それぞれ食事指導しました。

最初は食事制限を渋っていたCさんでしたが、「2週間だけ抜いてみてください」と指示しました。実践すると、「体が軽く、体調がいい」とのこと。その後、パンを食べるとうつ症状と頭痛が出ることがわかりました。これも、グルテンフリーをしたからこそわかったことです。

現在はうつ症状も改善し、断薬することもできました。職場復帰もされ、食事のコントロールを続けています。

グルテンフリー
で
不調が改善！

症例④ 「発達障害」ではなく「小麦アレルギー」だった!?

D君は17歳の高校生です。7歳のとき、ADHD（注意欠陥・多動性障害）と診断され、療育を受けていました。お母さんがいうには、小学生の頃から些細なことでカッとなり、友だちとケンカになることが多かったそうです。

食生活を聞くと、好き嫌いが多く、スナック菓子や菓子パンを好んでよく食べているといいます。IgGアレルギーの検査をしたところ、小麦グルテンに高い反応が出ました。大好物なものほどアレルギー反応が出ることが多いのですが、D君も例外ではありませんでした。そこで9歳からグルテンフリーとともに食事指導とサプリメントを用いる栄養療法をスタート。

子どもにとってグルテンフリーの食生活はつらいこともあったかもしれませんが、乗り越えただけの効果は出ました。結果として、D君は学校でも落ち着いて過ごせるようになり、友達関係も良好になるなど劇的に改善、発達障害の薬の服用もストップしました。クリニックを訪れるたびに大人びてきて、会話もしっかりできるようになりました。背も伸びて筋肉もつき、成長していく姿を頼もしく感じたものです。

D君の変化はそれだけではありません。集中力が出てきて、成績がみるみる上昇。中学でも成績はトップクラスになり、ついに昨年、某有名高校に入学することができました。

著者紹介

溝口　徹（みぞぐち とおる）

1964年神奈川県生まれ。福島県立医科大学卒業。横浜市立大学病院、国立循環器病センターを経て、1996年痛みや内科系疾患を扱う辻堂クリニックを開設。2003年には日本初の栄養療法専門クリニックである新宿溝口クリニック（現・みぞぐちクリニック）を開設する。栄養学的アプローチで、精神疾患のほか多くの疾患の治療にあたるとともに、患者や医師向けの講演会もおこなっている。
『「うつ」は食べ物が原因だった!』『「血糖値スパイク」が心の不調を引き起こす』（小社刊）など著書多数。

大柳珠美（おおやなぎ たまみ）

管理栄養士。2006年より糖質制限理論を学び、糖質制限を実践しながら、都内のクリニックで糖尿病、肥満など生活習慣病を対象に糖質の過剰摂取を見直し、タンパク質、必須脂肪酸、ビタミン、ミネラル不足を解消する食事指導を行い、薬に頼りすぎない治療をサポート。講演、雑誌、ブログ「管理栄養士のローカーボ・キッチン」などで、真の栄養学による糖質制限食の情報を発信。
著書に『食べ方だけで不調をなくす』『糖質オフするならどっち?』（宝島社）、『「糖質制限」その食べ方ではヤセません』（小社刊）などがある。

みぞぐちクリニック　https://mizoclinic.tokyo
電話　03-6910-3847
オーソモレキュラー栄養医学研究所　http://www.orthomolecular.jp

2週間《しゅうかん》で体《からだ》が変《か》わる　グルテンフリーの毎日《まいにち》ごはん

2018年1月5日　第1刷
2021年9月5日　第2刷

著　者　溝口《みぞぐち》　徹《とおる》
大柳《おおやなぎ》珠美《たまみ》

発行者　小澤源太郎

責任編集　株式会社 プライム涌光

電話　編集部　03(3203)2850

発行所　株式会社 青春出版社

東京都新宿区若松町12番1号〒162-0056
振替番号　00190-7-98602
電話　営業部　03(3207)1916

印刷　大日本印刷　　製本　大口製本

万一、落丁、乱丁がありました節は、お取りかえします。

ISBN978-4-413-11242-0 C0077

より詳しく知りたい人にオススメの新書判

慢性疲労、うつ、肥満、アレルギーが改善

2週間で体が変わる グルテンフリー《小麦抜き》健康法

溝口 徹

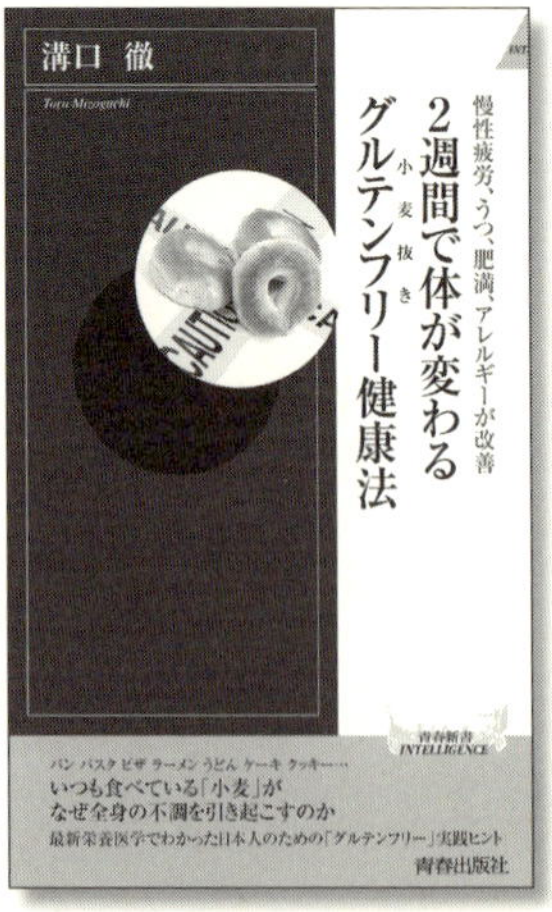

脳と体が生まれ変わる
食べ方新常識

ISBN978-4-413-04478-3 840円

お願い ページわりの関係からここでは一部の既刊本しか掲載してありません。折り込みの出版案内もご参考にご覧ください。

※上記は本体価格です。（消費税が別途加算されます）
※書名コード（ISBN）は、書店へのご注文にご利用ください。書店にない場合、電話またはFax（書名・冊数・氏名・住所・電話番号を明記）でもご注文いただけます（代金引換宅急便）。商品到着時に定価＋手数料をお支払いください。〔直販係　電話03-3203-5121　Fax03-3207-0982〕
※青春出版社のホームページでも、オンラインで書籍をお買い求めいただけます。ぜひご利用ください。
〔http://www.seishun.co.jp/〕